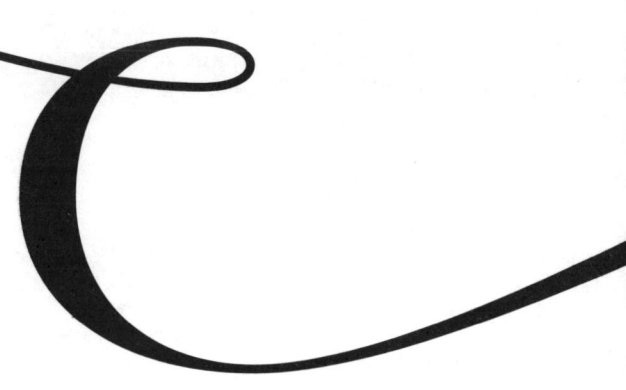

Copyright © 2020 **Marcia Rachid**
Direção editorial: **Bruno Thys e Luiz André Alzer**
Organização de textos: **Christovam de Chevalier**
Capa, projeto gráfico e diagramação: **Renata Maneschy**
Revisão: **Luciana Barros**
Foto da autora: **Marcelo de Jesus**

Dados Internacionais de Catalogação na Publicação (CIP)
(eDOC BRASIL, Belo Horizonte/MG)

R119s Rachid, Marcia.
   Sentença de vida – Histórias e lembranças: a jornada de uma médica contra o vírus que mudou o mundo / Marcia Rachid. – Rio de Janeiro, RJ: Máquina de Livros, 2020.
   128 p.: 14 x 21 cm

   ISBN: 978-85-54349-19-6

   1. AIDS (doença) – Aspectos sociais. 2. AIDS (doença) – Pacientes – Aspectos psicológicos. 3. Médico e Paciente – I. Título.

   CDD 610.696

Grafia atualizada segundo o Acordo Ortográfico da Língua Portuguesa de 1990, em vigor no Brasil desde 2009

3ª edição, 2024

Todos os direitos reservados à **Editora Máquina de Livros LTDA**
Rua Francisco Serrador 90 / 902, Centro, Rio de Janeiro/RJ – CEP 20031-060
www.maquinadelivros.com.br
contato@maquinadelivros.com.br

Nenhuma parte desta obra pode ser reproduzida, em qualquer meio físico ou eletrônico, sem a autorização da editora

MARCIA RACHID

3ª EDIÇÃO

SENTENÇA DE VIDA

Histórias e lembranças: a jornada de uma médica contra o vírus que mudou o mundo

Dedico este livro a cada um que viveu ou ainda vive em busca da disseminação do respeito, da empatia e do amor na luta contra o preconceito.

APRESENTAÇÃO

Benilton Bezerra Jr.

Recomeço

"A saúde é a vida no silêncio dos órgãos". Esta bela definição de René Leriche (1879-1955) é precisa em dois pontos: a saúde é um processo, não um estado; é também uma experiência, não apenas um conjunto de mecanismos objetivos funcionando de forma adequada. Ter saúde é experimentar a vida simplesmente fluindo, sem fazer exigências à consciência. A doença, inversamente, é tudo aquilo que perturba o exercício normal da vida, impondo (mesmo que inicialmente de forma imperceptível) restrições, obstáculos e limites a esse exercício; é, sobretudo, aquilo que produz o *pathos*, o sofrimento.

Retomando e explorando o alcance dessa definição, Georges Canguilhem (1904-1995) sugeriu que, ao contrário do que imagina o senso comum, a relação entre saúde e doença não é de oposição pura e simples. Saúde e doença não se excluem, porque ter saúde não é deixar de adoecer; ao contrário, é poder adoecer e dar a volta por cima. Ter saúde é ser normativo, ou seja, é ser capaz de enfrentar as injunções impostas ao funcionamento do organismo e retomar, na medida do possível, a potência – e a fruição – da vida.

Desta perspectiva, a medicina é uma prática humana, baseada em ciências, cujo objetivo fundamental é o de sustentar, ampliar ou recuperar a experiência normativa dos indivíduos que a procuram. Por isso mesmo, implica sempre, inevitavelmente, duas dimensões, dois vetores essenciais, inextricáveis: o conhecimento e o cuidado, as ciências da vida e a arte da existência.

O que há de mais precioso neste livro de Marcia Rachid é a maneira como ela leva o leitor a uma compreensão profunda dessas ideias – não por um exercício conceitual ou retórico, mas pela possibilidade de adentrar na intimidade do que foi e vem sendo a sua experiência com pessoas atingidas pelo HIV. Em seus relatos, essas ideias ganham carne, complexidade, densidade humana, e a prática médica revela sua melhor face: a aposta na vida.

Poucos acontecimentos desafiaram tão profundamente a medicina e a sociedade no século XX quanto o terremoto provocado pelo surgimento da epidemia associada ao HIV. Um verdadeiro tsunami de pânico, incompreensão, desespero, preconceito e exclusão, que invadiu não só o tecido social, mas o próprio universo médico. As histórias contadas por Marcia descrevem como foi viver, ao longo de quase 40 anos, o impacto e os desdobramentos desse processo. Mas, sobretudo, transmitem a convicção de que a solidariedade, a mobilização contra o estigma e o conhecimento médico compromissado com a vida podem sempre transformar o que parece uma sentença definitiva numa oportunidade de recomeço.

Benilton Bezerra Jr. *é médico psicanalista*

PREFÁCIO

Mauro Ferreira

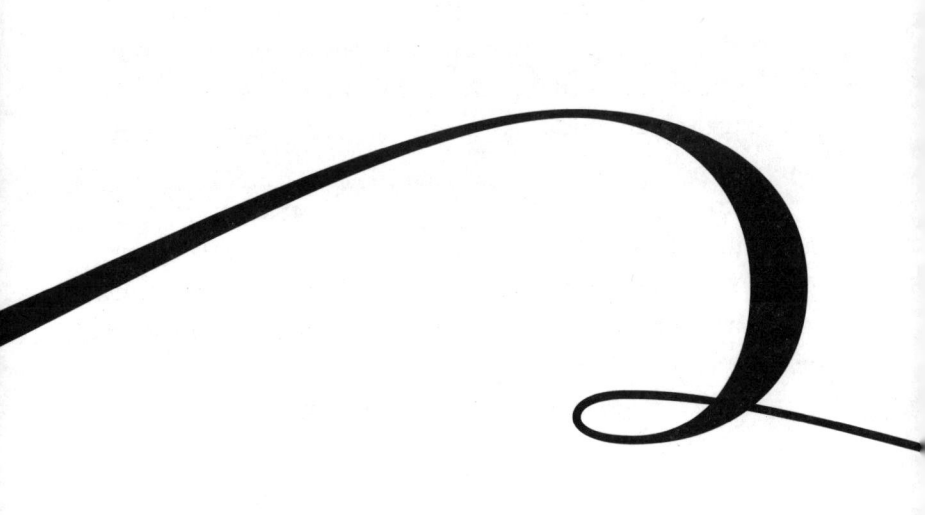

Contaminação pela vida

Sem se intimidar com os efeitos do HIV na fase inicial da epidemia de aids, potencializados pelos preconceitos suscitados por doença associada ao prazer do sexo, Marcia Rachid desde sempre foi à luta, driblando infecções e rejeições para salvar a vida de pacientes, muitos deles jovens, no auge da existência.

"Sentença de vida" traz o relato cativante desta luta que ainda não chegou ao fim pela ignorância e pela injustiça social. Porque, se ainda não há cura, já há tratamento eficaz para paralisar o HIV, embora os medicamentos nem sempre estejam acessíveis aos que mais precisam.

Este livro é escrito por uma médica. Mas inexiste na narrativa a frieza racional dos prontuários e dos diagnósticos. A combinação de emoção e informação é o coquetel aplicado por ela na redação dos textos. Cada um explicita seu amor ao ofício exercitado com paixão.

Marcia muitas vezes viu a cara da morte nos leitos de pacientes sem diagnóstico ou tratamento adequado. Mas a cara da morte estava viva e assim continuou em muitos casos. Por outro lado, há vários relatos em que houve recuperação da saúde após um estágio crítico, em que tudo já parecia perdido. Menos para esta médica incansável na luta pela vida.

Não, nem sempre Marcia conseguiu evitar o óbito dos pacientes na devastadora fase inicial da epidemia, nos anos 1980 e na primeira metade da década de 1990. Mas não há derrotas em nenhum caso narrado neste livro. Todos foram guerreiros, todos lutaram pela vida e, quando desanimaram, Marcia lutou por eles até que recobrassem o ânimo.

Seu relato quebra o estereótipo do médico frio, insensível, impessoal. Cada paciente é tratado como um ser individual, um ser humano a quem ela se apega, por quem torce, de quem vira amiga em alguns casos, compartilhando tanto lembranças quanto idas a shows. Lágrimas e risos brotam de sua cumplicidade com os pacientes. "Sentença de vida" é um livro impregnado dessa humanidade, o que favorece a leitura dos textos mais informativos de Marcia.

Em essência, Marcia Rachid apresenta um ensaio sobre a valorização da vida nas páginas apaixonantes que vêm a seguir. Se o leitor ainda não apresenta a carga vital ideal, a melhor receita são estas histórias contaminadas pela vida. O efeito benéfico será devastador ao fim da leitura.

Mauro Ferreira *é jornalista*

Quando morrer, que a morte me seja leve, mas não me vou deixar matar pelos preconceitos. Estes matam em vida, de morte civil, a pior morte.
Herbert Daniel

Talvez a proximidade da morte seja necessária para que se tenha a indispensável liberdade de abordar o assunto.
Carl G. Jung

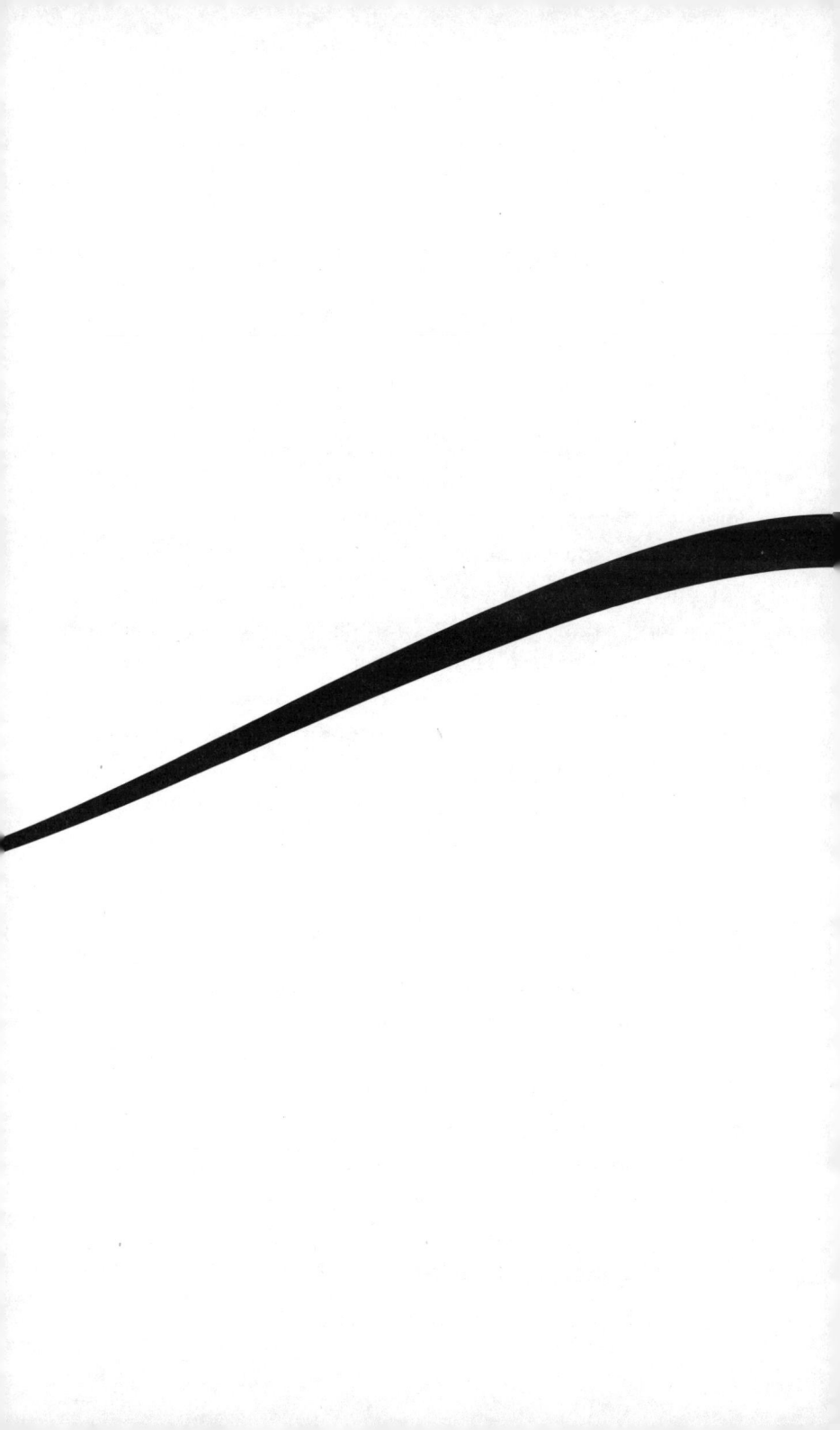

Pensando aqui no meu canto

Qual seria a definição de vida? Talvez uma balança que equilibre dor e prazer. Perder e ganhar. Viver e morrer. Sequer sei o propósito do que experimentamos.

A desejada profissão foi alcançada com gratificações. Por outro lado, foram incontáveis as mortes que presenciei ainda tão jovem – e sem ter recebido ensinamentos que me protegessem da dor ou impedissem as lágrimas.

Muito ficou pelo caminho, inclusive o casamento, precocemente desfeito naquela fase tão ímpar no início da carreira. Lamentar não mudaria.

Acreditei (e ainda acredito) na possibilidade de transformar essa longa história de medo repleta de estigmas.

Uma carta que recebi em 1978 dizia: "Você gira em torno do seu mundo cheio de curiosidades, um mundo que ainda está se descobrindo. Viva, lute, caminhe firme e se faça presente por aqueles que a rodeiam. Suba degraus infinitos. Seja um tudo dentro de muito nada que existe".

Sem perceber fui seguindo assim. Acostumei a andar sozinha em diversas fases, com minha família, alguns amigos e os parceiros nessa luta incansável.

Em dezembro de 1982, comemorei minha formatura numa daquelas festas tradicionais e não imaginava como seria toda essa jornada.

Foram muitas situações, cada uma com sua especificidade. Muito afeto envolvido. Muito choro também. Chorei de tristeza e de alegria. Emoções tão fortes que quase chego a sentir cada uma delas quando fico pensando, aqui no meu canto, ou quando relato fatos ocorridos com tantas pessoas que entraram e ficaram na minha vida.

Abrindo a porta

Ao entrar naquela sala à esquerda, nossos olhares se cruzaram. Aguardava de pé. Talvez a ansiedade não lhe permitisse sentar. Ouviu um barulho no corredor, virou o rosto e nos vimos pela primeira vez.

Após a longa conversa e exame físico cuidadoso, não tive dúvida de que apresentava infecções oportunistas (resultam da imunidade baixa). Febre, gânglios, perda de peso e outras manifestações clínicas. O teste que detecta anticorpos para o HIV, o Vírus da Imunodeficiência Humana, era sabidamente reagente (positivo), pois o fizera fora do país.

Estávamos em dezembro de 1986. Vieram os resultados dos exames e, como pensara, confirmaram tuberculose ganglionar.

A sintonia inicial foi fundamental para os próximos passos. Adorava contar histórias. Relatava detalhes de suas viagens.

Os sintomas regrediram. A febre não demorou a reaparecer, acusando outra infecção.

Sem mais nem menos, perguntou se meu passaporte estava válido e ficou parado me fitando quando respondi que nunca tinha tirado um. Insistiu no assunto e falou que haveria uma conferência em Washington e que eu deveria ir. Dessa vez, fui eu que olhei sem entender.

Ele repetia que conferência internacional era diferente. Eu não sabia o que pretendia com a insistência. Ficou sério e acrescentou:

– Vou morrer e nada pode ser feito. A conferência será um presente para você nunca desistir dessa luta.

Conseguiu me convencer. Era grande sua experiência com viagens e organizaria tudo.

Piorava velozmente, e falei sobre o que me angustiava. Como viajaria vendo seu estado clínico? Ouvi a resposta:

– Vou esperar você voltar.

Era maio de 1987 quando me vi embarcando para o desconhecido.

Difícil descrever. Sentia vontade de gritar que ganhara a viagem e me vinha o pensamento sobre a extensão de sua doença. Era uma mistura de sentimentos.

A conferência foi impecável. Nunca imaginei que houvesse um evento com aquele número enorme de participantes. Seria impossível me esquecer dele e do presente. Jamais teria como agradecer.

Quando voltei, estava gravíssimo. Sorriu e me deu um abraço tão apertado que o tenho em mim para sempre. Com a voz fraquinha e ofegante, murmurou:

– Quase não deu para esperar.

Foi uma sensação de alívio aquele reencontro. Ele afirmou que estava vivo porque assim fora combinado. Nem sei o que sentiria se fosse de outro jeito. Viveu mais uns dias. Dias marcantes.

No dia em que morreu, em agosto de 1987, fiquei ao seu lado por longo tempo. Era domingo. Não me deixava ir embora. De repente, pediu-me que saísse. Acho que não queria que presenciasse sua morte. Entrei no carro e chorei. Não o veria mais.

Mais tarde, pressenti o instante do óbito. Confirmei que fora naquele horário.

Na manhã seguinte, ao chegar ao hospital para trabalhar, encontrei um amigo. Desabafei que não continuaria naquele trabalho para evitar sucessivas perdas. Ele sugeriu que eu fosse para casa em vez de ir para o ambulatório.

Ao virar o volante do carro para sair da vaga, palavras ecoaram na minha mente, cada uma delas me fazendo pensar na razão daquele presente e no quanto aprendera. Voltei, estacionei e fui atender.

Até hoje me questiono sobre o propósito de lidar com essa realidade tão adversa. É grande o sentimento de impotência quando estamos diante do que não conhecemos, diante de dúvidas, diante da morte. Não deixei meus sonhos fenecerem. Pelo contrário, fiquei mais forte. Essa força não vinha somente do ideal acalentado por mim ao longo de anos de formação acadêmica e o que a antecedeu. Eu a percebi, sobretudo, brilhante nos olhos de dor e de esperança daquele ser tão especial em meu caminho, que me enviara a uma conferência e ao encontro do destino do qual não mais me afastei.

Fui lançada ao mundo por ele. Passei a ter a certeza de que podemos transpor barreiras. Durante nosso convívio de apenas oito meses, aprendi o quanto um dia a mais faz diferença. E que devemos viver um dia de cada vez.

Não só o abraço apertado ficou em mim. Estão comigo palavras, gestos e o sorriso que me sorri a cada vez em que penso nele.

Grupo Pela Vidda
– Rio de Janeiro

Passava das 20 horas quando o telefone tocou. Foi uma surpresa ouvir a voz de Herbert Daniel, jornalista, sociólogo, escritor e militante na luta pelos direitos humanos, convidando para uma reunião. O objetivo era criar um grupo com pessoas que viviam com o vírus, seus familiares e amigos, profissionais de saúde e quem mais quisesse enfrentar o preconceito. Uma nova fase estava por vir. Marcamos na casa do Jardim Botânico, na antiga sede da Abia (Associação Brasileira Interdisciplinar de Aids), fundada e presidida por Herbert de Souza, o Betinho. Como Herbert Daniel também era membro da associação, as portas estavam abertas e, durante os primeiros anos, foi lá a sede do Grupo Pela Vidda (Valorização, Integração e Dignidade do Doente de Aids).

O grupo foi oficialmente criado em 24 de maio de 1989, e me tornei uma das fundadoras juntamente com outros que apostavam no poder da união contra a discriminação.

A luta contra a morte civil ganhava força e aliados. A solidariedade era despertada por meio de entrevistas, palestras, boletins, revistas e jornais. A sociedade deveria aprender que indivíduos vivendo com HIV continuavam sendo cidadãos.

Herbert Daniel criou o slogan: "Viva a vida", dito (ou gritado) em todos os eventos do grupo.

Em um de seus livros, "Vida antes da morte", escrito em 1989, conta: "Quando adoeci, com uma infecção típica da aids, percebi que a primeira pergunta a ser respondida é se há vida, e qual, antes da morte. Querem matar os doentes de aids, condenando-os à morte civil".

Seu companheiro, Cláudio Mesquita, também militante, escreveu: "Sim, nós estamos com aids aqui em casa. Fato triste, como é triste qualquer mal que não tenha resposta da sociedade. Se nos livrarmos da culpa que não temos, se nos livrarmos da agonia degenerativa que não vemos, se nos livrarmos da solidão clandestina que não devemos, seremos apenas pessoas como sempre, que já viveram algumas doenças e, com certeza, ainda viverão outras, até que morram de uma delas. Como todo mundo, aliás".

Herbert Daniel exerceu grande influência em muitos de nós. Fico me lembrando de suas frases. Recentemente, recebi pelo celular esse trecho de um de seus livros, escrito em 1990: "...gostaria de agradecer de público ao Walter Almeida, a Rosamélia Cunha e a Marcia Rachid, que me ensinaram que o AZT não se toma com ilusões. Deve ser ingerido com solidariedade e consciência". O tempo retrocedeu ao reler. Parecia que o ouvia.

O Pela Vidda continua seguindo seu rumo. Os desafios não são poucos. Os progressos desejados parecem quase estacionados em certos aspectos. O diagnóstico continua tardio e ainda é alta a mortalidade, principalmente de jovens, transexuais e travestis.

Em 24 de maio de 2019, o grupo completou 30 anos.

Vivendo a Vida Festivamente

Em 1991, ganhei o livro "História da loucura", de Michel Foucault, com a seguinte dedicatória: "O limiar entre o que chamamos loucura e sanidade é tênue e tão frágil, que por diversas vezes não sabemos de qual lado estamos. Estamos sempre por um fio, mas é na loucura que vivemos a vida mais festivamente. Foi bom ter encontrado você em meio a minha loucura e contribuirei para a sua sendo seu amigo".

A deficiência imunológica estava avançada quando o conheci. Apresentava lesões de sarcoma de Kaposi na pele do corpo todo e nos pulmões, e se perguntassem, dizia: "É sarcoma, um tipo de câncer. Tenho aids".

Quase não saía de casa. Sentia falta de ar aos esforços e tossia. Passei a andar no ritmo dele. Às vezes, eu reduzia o passo e parava antes da próxima crise de tosse. Era uma tosse diferente. Lembrava um som metálico.

Ficava feliz passeando comigo porque eu conhecia seus limites físicos e o medicava antes de sair para que pudesse jantar no restaurante preferido ou assistir a um show.

Usava bermuda e camisa de mangas curtas. Percebeu que não enxergavam as lesões na sua pele quando entrávamos no restaurante tagarelando. Ficávamos radiantes com tão pouco.

Tornaram-se óbvias as novas definições de pouco e muito. Mudei meus conceitos sobre pequenas e grandes alegrias.

Em sua primeira internação, tive que telefonar para a OAB (Ordem dos Advogados do Brasil), pois seguradoras e empresas de medicina de grupo não autorizavam a hospitalização de pacientes com HIV.

No hospital, ele próprio explicava à equipe que não havia risco de "pegar HIV nem sarcoma de Kaposi" tocando na sua pele. Era carismático e encantava com suas palavras.

Pensava nele sozinho no CTI durante a noite e acabava indo para lá. Parava antes para comprar sundae ou milkshake de chocolate para ver o brilho de seu olhar diante das guloseimas. Acabo sorrindo quando me recordo da cena.

Numa das visitas médicas, sua mãe aguardava no corredor para dizer que ele fizera uma lista de participantes do velório. Sem pensar direito, entrei no quarto e perguntei se meu nome estava incluído. Gargalhou e entendeu que num velório vai quem quer. Aproveitou para falar sobre o que gostaria de deixar organizado.

Voltou para casa, e a família alugou um leito hospitalar. Pediu que encostasse meu rosto no dele para ver em qual posição ele conseguiria enxergar o céu azul pela fresta da janela.

Estava exausto e dizia que "precisava morrer". Eram procedimentos, entradas e saídas de hospitais, sessões de quimioterapia.

Viveu cerca de um ano após o diagnóstico. Deixou uma carta: "Na tragédia que nos uniu ainda encontro alguns momentos de alegria, poucos, é verdade, mas profundamente intensos. Um dos mais agradáveis é quando você surge na minha frente. Sabe por quê? Porque o melhor medicamento que me prescreveu foi seu amor. O protocolo mais eficaz a que me submeteu soma quimioterapia com carinho e atenção. Sua energia me dá força e ilumina".

Mais um carnaval

Quando o conheci, chegou dizendo que tinha que viver até o próximo carnaval para ver sua escola ser campeã. Nem sei no que pensei. Eram visíveis as múltiplas lesões de sarcoma de Kaposi em todo o seu corpo e o câncer já atingira os pulmões.

Combinamos como proceder. Foram internações, transfusões de sangue, quimioterapia. Sempre com cautela. Afinal, não poderia morrer antes do carnaval.

Sua escola ganhou. Na sexta-feira à noite, véspera do dia do desfile das campeãs, telefonou me convidando para desfilar. Saí do consultório por volta das 20 horas para pegar com ele uma camiseta. Quando entrei no carro, começou uma tempestade e, rapidamente, as ruas ficaram completamente alagadas. Buscava caminhos alternativos e já nem pensava na proposta do desfile. Por volta das 23 horas, me vi apreensiva com a água cobrindo as rodas do carro. Em vão tentava sair do lugar. De repente, pensei no endereço dele e me dei conta de que era uma ladeira. Mudei a rota e cheguei. Ao tocar a campainha, fui recebida com olhar e sorriso desconfiados. Falei, sorrindo, que não fora lá para buscar a camiseta. Usei a toalha que me deu para secar os cabelos, aceitei água e café. Vimos o vídeo do desfile, e ele me explicava como as fantasias eram planejadas. Por volta das duas da madrugada, telefonamos para o Corpo de Bombeiros e concluímos que eu poderia tentar voltar para casa.

O temporal causou várias tragédias e o desfile no sábado não aconteceu.

Na segunda-feira, apareceu no ambulatório para dizer que ficara feliz por eu ter ido a sua casa, por ter sentado no sofá, aceitado tomar água e café no copo e na xícara dele, usado a toalha e permanecido ao seu lado por várias horas. Sei que fiz uma cara de espanto, e ele explicou que deixaram de visitá-lo. Era o fim dos anos 1980.

Não foi grande o intervalo entre o carnaval e sua morte. Era sábado, e o pressentimento de que faltava pouco para morrer não me dava sossego. Decidi sair de casa para vê-lo. Quando me olhou entrando na enfermaria, esboçou um sorriso. Fiquei em pé ao lado do leito e perguntei se precisava de alguma coisa. Respirou fundo e sussurrou:

– Quero agradecer por ter me ajudado a ver minha escola ser campeã.

Deu um nó na garganta. Tentei falar. Não era possível. Abaixei para lhe dar um beijo.

Li no relatório da enfermagem que morreu logo depois que saí.

Essa não é uma história de derrota. Ultrapassou as expectativas daquela fase.

Mensagens

A carta era datada de 1991 e os fatos aconteceram em 1987: "Minha outra metade lentamente morrendo. Aqueles corredores estavam repletos de um povo sofrido. Não podia respirar, pois seu coração estava oprimido. Não havia setor de emergência e não poderiam atender. Sozinho, acompanhei seu funeral. Já estava sepultado no dia marcado para a consulta. Fui fazer o teste e também estava pelo vírus infectado. Era como se estivesse morto e esquecido de ser enterrado. Olhava no espelho e via minha imagem com outra identidade. Sem projetos, despido de qualquer vaidade. Minha dignidade me fez da lama levantar. O trem sobre os trilhos correndo. Novas paisagens aparecendo. Foram anos de noites escurecendo e madrugadas amanhecendo. Em mim falou mais alto a vontade de vencer. O tempo passou e, sem mais lágrimas para chorar, decidi viver. Virei ativista".

Um trecho de outra carta da mesma década dizia: "Tudo seguia seu curso. Nada é fácil. Às vezes, dá meia-volta e dói feito um trator que dilacera uma horta. Depois levantamos a cabeça, prendemos a respiração, o insuflamos (o coração) e chutamos a bola para frente. Somos mais fortes que as dores. Esse é o barato humano. Renascemos feito um cogumelo, de onde, presumíamos, íamos fenecer".

Fortes são os que lutam pela vida

Ficamos amigos em curto tempo. Seu humor era inexplicável na presença da doença que não só matava como torturava. Escrevia cartões engraçados e os deixava junto com caixas de bombons sempre que passava perto do local onde eu trabalhava.

Foi piorando rapidamente. Era maio de 1994. Não saía mais da cama. Naquele último dia, parecia que sabíamos que chegara a despedida. Pulsavam em mim a angústia e a dor de ver aquele derradeiro olhar, que eu conhecia.

Ao sair de lá, fiquei pensando em um de seus cartões: "Luto para ficar entre os *strongs* e, às vezes, não consigo. *'Only the strong survive'* (apenas os fortes sobrevivem) e prometo continuar lutando. O sentido da vida está nela própria, na mente e no corpo".

Nunca deixou de ser forte. Vive em mim e em todos que o amaram.

'Posso vir vestido de mulher?'

Talvez essa pergunta acima nem tenha sido uma surpresa. Respondi logo: "Não, por favor, esse ambulatório vai virar uma bagunça porque você nunca veio vestido de mulher". Repetia que só queria desfilar uma vez no corredor para eu ver uma "linda mulher". Desconfiei de que estivesse programando algo.

O dia chegou. Entrei apressada no ambulatório vindo da enfermaria e quase passei sem ver a mulher vestida de preto, maquiada, fazendo pose, encostada na parede, sapatos de bico fino com salto 15. Deixei escapar um sorriso. Tentava repetir: "Sem desfiles no corredor". Segui andando e escutei: "Por favor, só uma vez!". Os outros começaram a aplaudir.

Trabalhei no hospital universitário entre 1984 e 1993. Quem estava bem auxiliava quem chegava doente, e o clima ficava mais ameno. O acolhimento era mágico. Havia respeito e solidariedade. O inesperado fazia parte dos dias. Buscávamos substituir dor, medo, tristeza – e outros sentimentos que sufocavam – por apoio, equilíbrio e harmonia.

Víamos a felicidade no rosto dos que chegavam com bolo e refrigerantes. Gostavam de conviver conosco e desejavam retribuir.

Soube que fizeram uma reclamação ao chefe do serviço: "Naquele ambulatório as pessoas riem muito alto". Considerei um dos maiores elogios!

Impossível esquecer aquelas tardes. A equipe era sensacional.

As gargalhadas na sala de espera eram despertadas por um dos voluntários, o Celso, ou seu alter ego: Lorna Washington, artista renomado, transformista, que distribuía amor e solidariedade para amenizar a angústia tão comum perante incertezas.

Um brinde a nós!

Essa história começou em 1986. Costumávamos nos encontrar em eventos. A admiração era mútua. Surgiram festas, shows e outras oportunidades para estarmos juntos, e a amizade crescia.

Tínhamos os compromissos pessoais e familiares. Eram viagens, plantões, consultas, visitas hospitalares. Para minha surpresa, recebi uma carta (algo comum na época).

Um trecho dizia: "Lembro-me de um tempo em que você começou a viajar e pouco a via. Achei, então, dentre outras bobagens similares, que não se esforçava o bastante para encontrar este amigo e que só estava valorizando a carreira. Tantas verdades e convicções o tempo vivido derruba. A visão da alma aflorou mais tarde: as novidades e o reconhecimento são interessantes, sim, mas nos fadigam. Houve época em que me culpava pelo distanciamento dos que amo; hoje tenho clareza de que somos tiranizados com horários e obrigações a cumprir, ainda que sejam, por exemplo, atos de doação aos familiares. É preciso conhecer a dor de crescer; sobretudo quando o crescimento depende de nós e do que produzimos. Parece-me que o viver de todos passa por episódios cíclicos: ora vivemos intensamente como protagonistas, ora exalamos paixão pela vida como observadores do processo vivente. Tudo soa igualmente válido. Não podemos nos culpar pelas conquistas materiais e espirituais que obtivemos ao longo do caminhar. Nós, seres racionais, elaboramos causas e efeitos (processos) para o que sentimos, ou seja, buscamos explicar paixão, loucura, tristeza e outros sentimentos. Por que alguns passam e outros ficam? Por que você é figura cravada no meu afetivo? Bem, ao menos tenho isso; ao menos existe gente neste coração-memória. Tento descobrir e redescobrir o que fomos e somos e tornamos a ser neste tabuleiro de xadrez (boa metáfora para a trama do viver). Imagino sempre que está fazendo um café para nós. Ora denunciando o frágil em nós, ora revelando a nossa fortaleza. Brindo a nós!".

Abaixo-assinado

O primeiro caso de aids foi notificado em junho de 1981 nos Estados Unidos. Levaram dois anos tentando encontrar o agente causal. Identificaram o vírus no gânglio, em 1983, na França. Recebeu o nome de LAV (*Lymphadenopathy Associated Virus*). Em seguida, pesquisadores dos EUA acharam o vírus e o denominaram de HTLV-III. Posteriormente, ficou comprovado que eram idênticos.

Foi cientificamente provado que não havia transmissão no convívio social nem ao sentar na cadeira do paciente, nem abraçando ou beijando, nem usando utensílios ou compartilhando do banheiro.

Como, então, encontrar justificativa para moradores de um prédio em Copacabana fazerem, em 1989, um abaixo-assinado para expulsar alguém doente e grave, que necessitava de amor e de outras coisas, menos de discriminação? Fora infectado por transfusão de sangue. Não poderiam nem argumentar que "procurou a doença", um dos absurdos que ouvíamos.

Foi revoltante ver a mãe desesperada diante do estado do filho, tendo que buscar apoio judicial para garantir a permanência dele na sua própria residência.

OS EXEMPLOS ENSINAM

Fico tentando me lembrar dos detalhes daquele início da epidemia em relação ao pânico. Alguns deixavam de passar pelo corredor do ambulatório onde eu trabalhava.

Perdi um de meus horários de almoço explicando a um médico que não se infectaria atendendo. Já eram conhecidas as formas de transmissão e bastaria seguir as normas de biossegurança quando fizesse procedimentos, como cirurgias e endoscopias. Não adiantou. O raciocínio lógico é afetado pelo medo.

Por outro lado, meu pai levava almoço para mim e ficava dentro do ambulatório trocando ideias com meus pacientes. Nunca perguntou sobre o vírus, e nem me lembro de ter dito. Simplesmente me via trabalhando sem roupas especiais e sem discriminações. Ele fazia o mesmo.

Minha mãe está sempre comigo nos eventos. Não faz comentários sobre quem conhece. Fica à vontade quando vamos a um show de *drags* ou às festas em algum local gay.

Qual o nome disso? Respeito.

O PRECONCEITO QUE NÃO ACABA

O ano de 1996 ficará marcado como "o ano do coquetel", uma associação de três ou mais medicamentos (no meio científico chamado de HAART, sigla em inglês para terapia antirretroviral altamente ativa).

Houve redução considerável da mortalidade a partir da obtenção da supressão máxima da carga viral (quando a quantidade de vírus no sangue fica abaixo do limite de detecção) e da reversão da imunodeficiência.

A transmissão do HIV não ocorre quando a carga viral está indetectável.

Esses conhecimentos deveriam proporcionar reações favoráveis ao resultado reagente (positivo).

O vírus pode acontecer no caminho, e a pessoa não vai se transformar em outra porque se infectou. É uma fração da história.

"Se eu ficar vivo você também ficará, mas se morrer morrerá comigo". Foi o trato que um paciente fez com o vírus em 1986 e deu certo. Nunca adoeceu.

Diante de tantos avanços, seria esperado que o preconceito fosse menor, mas ainda persiste na própria família, no trabalho, na escola e até entre amigos e parceiros.

Adesão

Quando pensamos na palavra adesão pode vir à mente algo que cola, gruda ou fica perto, sei lá. Aqui o conceito é mais amplo porque seria adesão à própria vida. Não é exagero dizer que a opção de tratar uma infecção ou doença que pode matar significa, sim, escolher viver ou, ao menos, tentar viver por mais tempo e com qualidade.

Não sei quantos vi morrendo ao longo dos anos. Alguns desejavam ficar. Outros quase suplicavam para que o sofrimento acabasse. Eu tentava, ao menos, aliviar a dor. Melhorias vieram e começamos a ver o controle de uma doença que destruía não só a vida, mas a própria dignidade.

Insuportável testemunhar a dimensão da dor ou da falta de ar que não permitia que a voz saísse nem para o último adeus.

Aderir à vida é enxergar caminhos, talvez um atalho para chegar mais longe.

Dicas para não perder doses e evitar falha do tratamento:

• Anotar a data de início na caixa ou no frasco.

• Preparar uma caixinha ou porta-comprimido para levar doses extras na bolsa/mochila/bolso.

• Registrar cada dose tomada para prevenir perdas ou repetição.

- Usar alarme do celular ou do relógio, independentemente de ter excelente memória.

- Escolher um amigo ou familiar para participar das consultas e ajudar a lembrar os horários das doses, principalmente nos primeiros dias ou primeiras semanas.

- Antes das viagens, separar os comprimidos e levar doses extras.

- Buscar os medicamentos nas unidades de saúde com antecedência (intervalo de 25 dias em vez de 30 dias) para ter reservas. Cuidado com os feriados.

- Se a privacidade é necessária, programar, previamente, como e onde tomar os medicamentos.

- Há flexibilidade de horário em cada turno, mas não é adequado perder doses nem atrasar demais.

- Perda de doses pode causar ineficácia do tratamento em uso e de outros que venham a ser propostos no futuro.

- Verificar interações medicamentosas na bula ou nos aplicativos.

Renascer

Entrei no CTI procurando o número do leito. Ao me deparar com o paciente, vi que tinha uns 20 e poucos anos e pesava cerca de 40 quilos. Cheguei perto para dar um "oi". Não respondeu de tão fraco. Não podia sentar. Estava assustado. Não comia nem bebia. A sonda no estômago era só mais um dos pesadelos.

O diagnóstico fora tardio, provavelmente pelo próprio medo que impede até a busca pelo teste.

Em 2015, revia um quadro tão grave quanto os que fizeram parte da minha rotina nos anos 1980/90.

Não fiquei lamentando, pois o desafio estava lançado. Conversei com o médico responsável pelo setor para trabalharmos juntos buscando impedir a morte que cercava alguém no auge da juventude.

Pedi que tentasse se imaginar de pé quando mirasse a parede branca, em frente ao seu leito. Disse para visualizar cenas de seu dia a dia, imaginando-se em casa, no trabalho, na rua com os amigos, enfim, que pensasse no futuro.

A recuperação foi lenta e, por vezes, manifestava um grande desânimo. Ficava calado e triste. Perguntei se muletas se moviam sozinhas. Fez que "não" com a cabeça, e aproveitei para argumentar que ele possuía duas muletas: de um lado, eu e os outros médicos; do outro, a família ali presente todos os dias. Faltava usar sua própria força para levantá-las do chão.

Sugeri que desse "bom dia" aos que por ali circulavam para mudar o astral.

Após umas duas semanas, quando estava fazendo a prescrição, ganhei o presente de ver seus primeiros passos durante a sessão de fisioterapia.

Recebeu alta para o quarto e com mais dois meses, finalmente, foi para casa.

Voltou ao trabalho. Diz que passou a ter duas datas para comemorar o aniversário.

Novos significados para o medo

Sentir medo do novo é esperado. Talvez seja o primeiro sentimento ao nascer. Nem todos são bem-vindos. Chega o dia de ir para a escola, e surgem mais contratempos. O que pais e professores esperam da criança? Qual é a profissão que os pais sonham para os filhos? Conflitos são comuns. Quando vem a adolescência cresce a chance de uma confusão. A incompreensão pode ser total.

As escolhas devem ser individuais e não da família ou da sociedade.

Grupos de apoio costumam facilitar na identificação de pares. Conviver com quem passou por algo parecido e superou faz toda a diferença.

É útil criar uma lista de sonhos e de objetivos a cumprir.

O medo pode ser transformado em desafio para gerar mudanças nunca imaginadas. Ajuda a nos proteger face ao perigo. Sentir medo é normal. Reagir ao medo, com garra e determinação, é um ato de coragem.

Silvero Pereira, autor e ator da peça "BR Trans", tem uma reflexão sobre o medo que acho pertinente:

"Senti medo. Medo do escuro, da velocidade dos carros, do fato de haver muitas pessoas circulando, dos olhares inquisidores; medo da violência da polícia, medo de não ser aceito, medo de emoções e do desconhecido. O medo foi um sentimento importante porque percebi que esse não era um privilégio meu. Medo de não ter amor, da violência, da solidão e da morte. O medo me aproximou delas, porque foi o primeiro sentimento que identificamos ter em comum, que já dividimos; e isso motivou meu fascínio e nossa amizade".

Riscos, sonhos e conquistas

Conquistas começam com sonhos, ideais, estratégias e posturas exatas. O oposto é o medo que pode imobilizar.

É comum ser dito – e repetido tanto por leigos quanto por profissionais – que os jovens se infectam pelo HIV "porque não viram o início da epidemia". Meu pensamento é outro. Acho que se expõem simplesmente por serem jovens e se sentirem invulneráveis. São suscetíveis porque querem experimentar o novo ou o diferente. É a essência da própria juventude.

As responsabilidades de cada um são distintas. Costumam se deixar levar pela pressão de seus pares.

União da família, apoio e incentivos reduzem riscos. Por outro lado, se há julgamentos e críticas, o isolamento é mais provável.

A escuta acolhedora favorece a estabilidade e o sentimento de preservação (autocuidado) para, em seguida, surgirem novos planos.

Saudade que fica

Ficaram os poemas e as canções. Adorava cantar em inglês. E achava engraçado quando cantava no quarto do hospital e aparecia uma enfermeira para ver o que estava ocorrendo.

Não consigo apagar as mensagens. Escuto várias vezes.

O cachorrinho gorducho de pelúcia que ganhei dele de presente usa cachecol e gorro. Olho e penso na saudade que não passará.

Poemas foram escritos durante ou nos intervalos entre as internações.

Sua maturidade e serenidade surpreendiam. A esperança de reversão durou aproximadamente um ano.

Seu exemplo marcou os que cruzaram seu caminho. Cativava pela atitude, pelo que escrevia e pela voz que nos sensibilizava.

Acho que é um anjo que passeava por aqui e chegou a hora de retornar para sua nuvem, onde deve estar sentado, cantando para alegrar o universo.

Reflexões

Elisabeth Kübler-Ross é americana, psiquiatra e escritora. Tornou-se referência pela grande experiência na assistência prestada em fases avançadas de doenças. Seria o que hoje chamamos de cuidados paliativos, que inclui cuidar, amenizar a dor e se preocupar com a dignidade.

Um dos objetivos principais é ensinar a lidar com sentimentos como medo, angústia, negação e aceitação.

Na época, com mais de 20 anos de profissão, a Dra. Elisabeth ressaltou no livro que aborda o tema aids que o impacto é maior porque o diagnóstico vem carregado de estigmas e leva ao isolamento social.

O acolhimento é capaz de transformar a atitude de pacientes e de familiares, aliviando a dor. A espiritualidade pode vir para somar. É um sentimento que mobiliza forças até então desconhecidas. Não está ligada à religião.

A morte poderia ser considerada como outra fase, embora, na prática, não se pense nela e parece que nunca virá. Poucos se preparam para aceitar os limites e as perdas pelo caminho. Estudos mostram que a maioria não reflete sobre isso.

Alguns se despedem. Chamam amigos e familiares. O fim da vida não é uma derrota e sim uma etapa cumprida. Partem cientes de que permanecerão pulsando naqueles que amam.

Sedativos

Nem todos são capazes de aguentar problemas e procuram psiquiatras com o único objetivo de tomarem sedativos. Amortecer a dor ou a angústia, por um período, pode ser o ideal, porém não a saída definitiva.

Chegam a ficar dependentes e aumentam por conta própria as doses diárias. Quando o raciocínio se torna lento, pedem auxílio novamente, dizendo que estão deprimidos, e mais remédios são prescritos.

O diagnóstico da infecção pelo HIV não tem que, necessariamente, levar ao uso de sedativos ou de indutores do sono.

O vírus pode desencadear ou piorar a depressão relacionada a fatores prévios. Somam-se autocrítica, culpa, baixa autoestima e vontade de morrer.

HOMEM TRANS

Na primeira vez em que nos encontramos, à porta de um teatro, fomos apresentados e vi um homem como outro qualquer. Sorri e falei: "Oi, prazer". Alguém complementou que era um homem trans. Desnecessário o "aposto", pois continuei vendo o mesmo homem à minha frente. Não fiquei pensando. Simplesmente, esqueci. Não nos vimos mais. Enfim, cada um seguiu para um canto qualquer.

Quando me pediram para convidar ativistas para uma reunião, lembrei-me dele e telefonei.

No dia do evento, sentou-se ao meu lado. Foram três dias de total sintonia.

Impressionava seu exemplo de superação. Foi maltratado, espancado, violentado. Viveu na rua. Ainda assim, seguia atrás de seus sonhos.

Quando criança, não sabia que nascera menina. Sempre achara que era menino. No primeiro dia de escola, ficou tentando entender o que fez a mãe colocar brincos nas suas orelhas. Um coleguinha perguntou: "Por que sua mãe colocou brincos em você que é menino?". Respondeu: "Também não sei". Ao chegar à adolescência, ficou ciente de que seu corpo era de menina, incompatível com seus pensamentos.

Saiu de casa. Foi violentado aos 16 anos para "aprender a ser mulher" (os chamados "estupros corretivos").

Sentiu algo novo. Era uma gravidez jamais esperada. Como abortar quem era "sangue de seu sangue"? Queria a criança por ser seu filho e teve que lutar, pois sugeriram que abortasse. O filho nasceu. Amamentou por um período e o tiraram de seu convívio. Foi complexo demais.

Conquistou o filho com seu verdadeiro e intenso amor. Mais tarde, conseguiu revelar a verdade e ser aceito como pai e, hoje, avô.

Retificou os documentos e tem registro oficial de nome e sexo masculinos.

Mostrei esse texto ao próprio Jordhan Lessa, escritor, palestrante, ativista, *coach* e primeiro homem trans reconhecido como guarda municipal da cidade do Rio de Janeiro e a representar o poder público nas Conferências Municipal e Estadual de Direitos Humanos de Lésbicas, Homo e Bissexuais, Travestis e Transexuais. Destaco duas partes da resposta:

"Gratidão é a chave de tudo. A cada dia, a cada nova pessoa que se aproxima, tenho a certeza, ainda maior, de compreender o que significa, verdadeiramente, gratidão".

"Se as pessoas tirassem as vendas dos olhos e procurassem enxergar o que está escrito para além das palavras, viveriam em plenitude até quando tudo parece perdido. Demorei a assimilar e não foi fácil o processo de desconstrução de velhas crenças. Aprendi com o tempo a desfrutar das diferenças que a gratidão traz para as nossas vidas".

NÃO DURA PARA SEMPRE

O tempo não fica esperando que algo aconteça ou venha uma superação. O relógio não para quando queremos. Os dias começam e terminam nas 24 horas, com ou sem problemas.

A parte boa é que a passagem do tempo pode consertar tudo ao mudarmos a forma de encarar. O fato está lá, imutável, mas vai ficando diferente na memória, transformado.

Dar tempo ao tempo pode ser a fórmula para enxergar caminhos, desde que haja atenção para não perder a hora de agir. Desvios podem ser favoráveis.

É possível se reinventar, amadurecer e acreditar que há muito mais adiante.

Os ganhos podem ser significativos e permitem apagar mágoas e decepções.

O que parecia infindável vai modificando tanto que deixa a impressão de que nunca existiu.

Como o tempo passa

Parece que o tempo passa diferentemente de acordo com os sentimentos. Demora mais quando estamos sozinhos ou doentes, se temos saudade de quem não vai voltar, se sentimos dor ou medo. Voa quando estamos com quem amamos. Dura a rapidez de um raio se não queremos que o dia acabe. Nunca termina quando lágrimas insistem em brotar.

Os dias se sucedem. Dificuldades surgem e pioram se criarmos expectativas inadequadas.

Os dias não são iguais e não apenas porque mudam no calendário.

Na maioria das vezes não é pelos atalhos que concretizamos sonhos. Ao contrário, são longos os caminhos com infortúnios a vencer. Reclamar não adianta nada.

Trocar "espelhos" favorece o surgimento de uma nova imagem de si.

Há quem pense que os outros vivem sempre bem. Pode apostar que não é assim.

Conheci pacientes que queriam que o tempo passasse logo para que a dor acabasse quando a morte viesse. Outros contavam os dias na esperança de uma proposta de tratamento – e ela veio.

Às vezes, fico com a impressão de que o tempo espera o sonho se tornar verdade.

Respeito

É possível ensinar o que é respeito sem nenhuma palavra. Solidariedade e cumplicidade também fazem parte desses sentimentos transmitidos pelos exemplos.

Normas de condutas éticas devem ser seguidas no ambiente familiar para que se tornem usuais e repetidas automaticamente por crianças e adolescentes.

É importante a coerência entre o que é ensinado e o que é praticado. As crianças sabem quando o adulto tem atitudes críticas, preconceituosas e desrespeitosas. Repetem comentários ou xingamentos ouvidos em casa. Fazem *bullying* com colegas quando passam por isso em casa ou quando aprendem que é correto tratar mal quem é diferente de um padrão estabelecido.

Aidético?

Em maio de 2017, numa "Roda de conversa" no Grupo Pela Vidda RJ, escutei, subitamente, o termo "aidético". O objetivo foi alcançado. Interrompemos a atividade para tentar saber por que ele assim se autodenominava. Insistiu que não se incomodava com a palavra. Tentei argumentar que "aidético" não existe em nenhum idioma. Ele não estava interessado em ouvir. Tampouco ligou para a história do grupo, que, nos últimos 30 anos, luta para derrubar esses rótulos preconceituosos.

Não se usa "aidético" em lugar algum do mundo. A pessoa não é a doença. Há exposição ao vírus e se instala a infecção. A pesquisa de anticorpos (sorologia) é reagente, reativa ou positiva. Se a deficiência imunológica progredir, a Síndrome de Imunodeficiência Adquirida (aids) está estabelecida.

Herbert Daniel, fundador do Pela Vidda RJ, não tolerava esse termo e escreveu no livro "Notícias da outra vida": "Quando se tem aids, dizem más e poderosas línguas que a gente é aidético e, para fins práticos, carrega um óbito provisório".

Em maio de 1997, a Rede Nacional de Direitos Humanos em HIV e Aids publicou um documento cujo título era "Não à palavra aidético":

"Foi considerado que o termo adota a intenção subjetiva de estigmatizar as pessoas que vivem com HIV e as torna sinônimo da doença. Destitui-se o cidadão de seus direitos individuais, passando a ser visto como uma pessoa com morte anunciada. Os portadores do vírus da aids só desenvolvem a doença quando seus organismos não conseguem mais se defender das doenças oportunistas, ocasionadas pela baixa imunidade. Melhor seria utilizar soropositivo para o HIV ou portador do HIV (tanto para quem tem o vírus quanto para quem está doente) ou doente de aids (somente para quem está desenvolvendo doenças oportunistas)".

Vontade de te abraçar

Estava ainda no consultório e uma amiga me convidou para irmos a um show. Era perto e aceitei. O cantor estivera internado com pneumonia e fez de tudo para se apresentar. Sentamos próximas ao palco.

Amei as canções, a interpretação, o carisma. Fiquei impressionada com sua beleza, misturada com a doçura da voz.

Esperamos para cumprimentá-lo. Ele foi gentil e encantador.

Marcamos um dia na minha casa e ele chegou com uma foto em que estava abraçado ao violão, olhar penetrante, combinando com o pôr do sol no Morro Dois Irmãos, ao fundo. Na dedicatória, datada de junho de 1994, desejava "todo amor do mundo pra criaturinha que amei de paixão".

Quando o ouço cantando, parece o grito sufocado de quem partiu tão cedo: "Escuto meu coração bater apressado e urgente... de vontade de viver sem medo e sem pensar no passado e no presente".

Foi complicado acompanhar seu sofrimento até sua partida. Tanta dor, talvez amenizada pelo amor incondicional de sua mãe. Os sentimentos dela transbordavam em cada gesto.

Nunca saía de perto do filho. Alugou um leito hospitalar, e o manteve em casa com todos os cuidados, em um ambiente de amor pleno.

Eu não era médica dele. Éramos amigos, e o visitava aos domingos, sempre que podia. Ele não falava mais, e nem sei se sabia quem estava ali. Poucos o visitavam.

Compartilhar dor e lágrimas não é simples.

Inesperado

Estava num evento como moderadora, e iniciou-se o debate. Fiquei controlando o tempo e o conteúdo das perguntas para não invadir a sessão seguinte.

Fez uma pergunta e não o deixei continuar falando quando notei que demoraria a terminar. Ficou um clima estranho na sala. Causei um mal-estar ao cortar o assunto. Estava angustiado e certíssimo sobre o que contara, embora fugindo do tema. Acabou a sessão e fui procurá-lo.

Expliquei, novamente, que precisei interrompê-lo, mas que gostaria de ajudar. Apresentava efeitos adversos e não recebia atenção dos profissionais.

Efeitos colaterais podem ser esperados nas primeiras duas a quatro semanas e devem cessar.

Sofria com interferências incalculáveis em seu cotidiano. Tudo de cabeça para baixo. A depressão era relacionada ao início dos medicamentos e não ao diagnóstico. Chegou a parar o tratamento porque não valorizavam seus sintomas.

Mora em outro estado. Fiz sugestões sobre como conversar com os médicos. Os meses passavam sem êxito.

A nossa troca diária de mensagens amenizava sua tristeza sem resolver a questão principal. Fomos ficando mais próximos. O vínculo foi aumentando, assim como minha preocupação.

Durante uma madrugada, acho que ouvi um sopro do além. Lembrei de um jovem médico, que se prontificou a mudar o esquema.

Iniciou outro tipo de trabalho. Houve uma redescoberta. Adoro ouvir suas gargalhadas nos áudios que envia pelo celular.

'Fui ao teatro por causa do HIV'

Quando ouvi essa frase, talvez em 1985, parei de escrever e perguntei: "O que disse?".

Riu da minha reação e confirmou que sentia vergonha de ser visto ao lado de outro homem no supermercado, cinema, teatro, restaurante etc. Não saíam juntos porque se sentia mal frente à sociedade. Pelo que recordo, devia ter uns 50 anos. Custei a crer que o preconceito pudesse ser cruel a esse ponto. Continuou explicando que, ao saber que estava infectado e já doente, resolveu satisfazer pequenos desejos, como sair com o companheiro sem ligar para olhares ou julgamentos.

Fico triste com a inutilidade de sentimentos que alguns insistem em nutrir, servindo, exclusivamente, para destruir.

São imensuráveis a dor e a frustração resultantes da intolerância.

Sempre acho que é possível aprender e respeitar o direito do outro de ser feliz.

Progressos

Um estudo denominado HPTN 052 foi planejado para investigar se com o tratamento precoce haveria redução da transmissão do HIV entre casais sorodiferentes ou sorodiscordantes (quando um tem o vírus e o outro não). Seguindo critérios rigorosos, foi comprovado que tratar cedo, com a contagem de linfócitos CD4 (imunidade) alta, era a conduta mais adequada.

Outro estudo, chamado de Partner, confirmou o impacto da terapia eficaz (carga viral suprimida) no controle da transmissão do HIV.

A divulgação de estudos costuma ser feita por meio de publicações, apresentações e discussões em conferências nacionais e internacionais.

Há quem viva com HIV sem conhecer o fato de que deixa de transmitir o vírus quando mantém a carga viral indetectável. Profissionais nem sempre informam sobre o assunto. Pensam que seria um estímulo à interrupção do uso do preservativo.

Não cabe o julgamento ou suposições sobre o que cada pessoa fará com os dados recebidos. É uma evidência científica e, justamente por isso, deveria ser amplamente divulgada.

Os estudos citados se referem ao risco de aquisição do HIV e não de outras infecções sexualmente transmissíveis (ISTs), quando, então, é a camisinha que funciona como proteção de barreira.

O uso do preservativo é uma das medidas dentre outras conhecidas como prevenção combinada.

É o próprio indivíduo que deve escolher sua estratégia de prevenção.

No outro lado da rua

Aguardava minha chegada no outro lado da rua. Atravessei em sua direção. Deu um sorriso acanhado. Sorri de volta e fui falando qualquer coisa para quebrar a formalidade. Não nos conhecíamos, mas eu estava acostumada a experimentar situações similares.

O ano era 2015. Domingo, céu azul, sol forte. Sentei na grama junto com os jovens ali reunidos para a troca de experiências. As reuniões costumam ser mensais e ao ar livre.

O primeiro encontro da Rede de Jovens RJ foi em setembro de 2009. A missão da Rede é "acolher, informar, cuidar, defender e unir quem vive e convive com HIV".

O apoio dos pares faz diferença na aceitação e no enfrentamento do medo. O conhecimento sobre os aspectos inerentes à própria infecção permite maior autoconfiança.

Quanto ao rapaz que esperava minha chegada, viramos amigos.

Entrou para a universidade, começou a estudar inglês, aprendeu a tocar violão, incorporou a corrida na sua rotina e ganhou medalhas.

Diz que contribuí para o seu despertar e para o alcance de metas.

Acho que enxergou a vida que fervilhava dentro dele. Faltava acreditar.

Qual o seu nome?

A palavra saudade só existe na língua portuguesa. Nos outros idiomas o que se diz é que sentimos falta ou que há um vazio ou descrevemos o sentimento que ficou no lugar de quem partiu.

Sentir saudade pode provocar dor, superada pelas boas lembranças do que foi vivido. Não é igual à tristeza.

Por ter passado por tantas perdas, aprendi que vale a pena amar mesmo sabendo que não mais abraçarei nem ouvirei a voz de quem se foi.

Agora sei que saudade tem vários nomes. Gostaria de escrever todos ou muitos que ficaram gravados em mim.

Hoje sei que saudade é uma palavra única e nunca tem um nome só.

Emoções

Canções provocam emoções. Há vozes que penetram, envolvem e nos transportam. O coração acelera e o cérebro se perde em pensamentos e sonhos.

Seu canto preenchia espaços. Quando o ouço parece que sinto sua presença.

Viveu tão pouco por causa de um câncer devastador. Difícil aceitar morte tão precoce no dia seguinte ao aniversário de 30 anos.

Ele soube do diagnóstico no CTI. Apresentava sintomas neurológicos decorrentes do próprio vírus (infecção aguda pelo HIV). A recuperação foi lenta. Após alguns anos sem alterações, trabalhando, com carga viral indetectável e imunidade normal, começou a ter febre diária. Diagnosticaram tuberculose. O tratamento não funcionou.

Eu o conhecia socialmente porque cantava em eventos do Grupo Pela Vidda. Levei um susto quando me ligou às 23 horas pedindo orientação. Deu para concluir pelo seu relato que era grande a chance de ser linfoma (um tipo de câncer). Só não imaginava que estava tão grave e com a doença disseminada.

Suportou dias de internação e de quimioterapia. Chegou a ficar estável por curto período.

Mantinha a calma escrevendo poemas, gravando músicas no celular, cantando para si e para quem quisesse sentir as emoções despertadas por sua voz.

Um passo de cada vez

Na maior parte das vezes, ao fazer o teste, a pessoa costuma já ter noção da possível exposição.

A infecção pode ser tratada desde que haja essa decisão. Não significa adoecer. O vírus não deve passar a comandar a vida ao ser detectado.

O que muda com o diagnóstico? O estigma e a discriminação podem destruir sonhos. O impacto não é pequeno.

Cada um tem um tempo para elaborar. Deve ser dado um passo de cada vez para sair do lugar e transformar diagnóstico em ponto de partida. É possível voltar a sonhar. Recomeçar.

Tristeza não é depressão. A tristeza pode ser resultado da falta de aceitação. Nesse caso, ocupar a mente e conhecer outros que vivem com o vírus favorecem a superação.

Se há depressão (orgânica), a terapia medicamentosa pode ser indispensável.

Os grupos de apoio podem acelerar a reação.

Jovens que nasceram com o HIV (transmissão vertical) reagem distintamente quando são informados sobre o vírus. Às vezes, demoram a reagir de forma positiva ou nunca aceitam. Outros estão seguindo o tratamento com êxito e tiveram seus próprios filhos sem infecção.

Esse relato mostra que o sucesso é possível: "Uma das primeiras coisas em que pensamos quando recebemos o diagnóstico de HIV é que não vamos mais namorar e que não vão nos querer. De fato, alguns souberam e sumiram. Foi pelo HIV? Nunca saberei. Namorei e fiz amigos. O fato de ter contado meu estado sorológico acabou servindo para ajudar outros. Quando comecei esse namoro mais recente, fui surpreendido com a pergunta sobre o horário do remédio. Desde então, todos os dias recebo mensagens para não esquecer. Não estou dizendo que idiotas não existam por aí, mas não se permita demorar ao lado de quem não se preocupa com você. Afinal, a gente merece ser amado e ser feliz".

Abrindo o armário

Ficamos amigos em um prazo curto. Era 1994. Alegre e descontraído, vestia roupas esportivas quando passeávamos juntos.

Não falava na morte, ainda que tivesse plena consciência de que ela o espreitava por falta de opções eficazes.

Adorava comida japonesa, e passamos a jantar juntos quase semanalmente. Parecia que corríamos contra o tempo que não espera.

Quando foi internado, pediu: "Logo que eu morrer busque a roupa que deixei separada para o enterro no armário em frente à cama. Toma a chave. É aquela que quero". Sem ter o que responder, balancei a cabeça afirmativamente.

Foram poucos dias até sua morte. Respirei fundo. Tinha que cumprir o combinado.

Cheguei lá, abri o armário e fiquei parada olhando para um terno, camisa social, gravata, meias, sapatos. Nunca o vi de terno. Permaneci por segundos sem compreender. Peguei as roupas e levei ao hospital.

Ninguém sabia dar o nó da gravata. Um chamava o outro e nada. Comecei a imaginar as gargalhadas dele vendo aquela confusão. Continuei me perguntando a razão de ter escolhido o terno. Por fim, apareceu um enfermeiro que deu o nó e o deixou pronto, como pedira.

Sai daí

Acho que era 1995. Vi um monte de papel de fax embolado. Pensei: "Seriam exames?". Estranho enviarem tanta coisa. Fui me aproximando e observei uma letra grande. Comecei a ler e vi que era um relato de alguém que não conhecia. Havia angústia nas entrelinhas. Sentei para ler cada uma das longas frases. Foi me dando quase a mesma angústia dele e muita vontade de mudar aquilo tudo.

Em seguida, não sei quem telefonou primeiro. Lembro que o ouvi e acabei perguntando: "Você consegue entrar no avião e vir para o Rio?".

Assim começou nossa caminhada juntos.

Estava grave quando chegou. Vinha sendo tratado inadequadamente. Fui buscando novas estratégias.

Nunca tínhamos nos visto antes e ali nascia um grande vínculo. Sua garra era contagiante. Não teve só uma infecção. O susto nunca era pequeno. Melhorava de uma e vinha outra. Mantinha-se firme no propósito de dar a volta por cima. Brinco que "deve ser merecedor" ou "está devendo aqui na terra".

Sempre rimos quando estamos juntos. É uma figura ímpar.

O apoio dos amigos e da família foi um diferencial para o sucesso. Não escondia o diagnóstico. O bom humor e a maneira de falar sobre o que deveria enfrentar faziam toda a diferença.

Cada vez que piorava, perguntava se morreria, e eu dizia que consultaria minha "bola de cristal".

Nossa sintonia funciona até quando estamos distantes. Telefona quando penso nele por qualquer razão.

Naquela época complicada, parecia que tínhamos feito um acordo: "Vou tratar de você, e você vai ficar vivo".

A energia dele me fazia acreditar que daria certo. Não tem como explicar.

Para quem morreria nos anos 1990, posso dizer que continua esbanjando saúde, amor, paixão e solidariedade.

É um exemplo para mim – e para muitos que o conhecem – de que crer na vontade de viver pode espantar até a morte.

Etapas

Com 17 anos de idade estava internado no CTI sem diagnóstico.

Foram dias de angústia para todos. Um médico concluiu que o quadro era compatível com a infecção aguda pelo HIV e conversou com ele. Os exames confirmaram a síndrome decorrente da exposição recente ao vírus.

Um gigantesco susto. A família foi solidária e ficou bem.

Quando o atendi pela primeira vez, conheci um menino saudável, calado, tomando perfeitamente os medicamentos e dizendo que estava pronto para encarar o desafio.

Não quis fazer psicoterapia. O apoio familiar foi suficiente.

Manteve seus planos sem perder o foco. Tímido nas consultas, de poucas palavras. Seu maior desejo era entrar para a universidade.

Chorei quando recebi essa mensagem: "Consegui! Passei!".

Dia das Mães

Quando chega o Dia das Mães, penso na minha mãe, claro. Contudo, fico preocupada com quem nasceu sem elas (alguns sem pai ou outro familiar) e não conheceram o que chamamos de amor materno.

Um deles comentou que era triste sonhar com a mãe que nunca vira. Falei para continuar sonhando, pois poderia sentir a força do amor materno, que preenche mesmo que tenha existido só durante a gestação. Amor de mãe é eterno. Tem o tamanho exato para acalentar na hora da dor, do choro e da solidão, ainda que seja em pensamento ou nos sonhos.

Uma das meninas comentou que era "muito ruim sentir saudade de quem não sabemos que rosto tem". Lembro que tentei achar uma resposta – se é que existe.

Todos tiveram mãe, evidentemente, mas muitos deles só durante a gestação.

Se nenhum filho deveria perder aquela que o carregou no ventre, acho mais difícil compreender por que mães perdem filhos, como os que testemunhei partirem.

A dor não tem medida ou consolo. Ousei, mais de uma vez, repetir o que ouvi de muitos pacientes: "Minha maior preocupação é deixar minha mãe. Quero que ela se cuide".

Essas mães permanecem ao lado dos filhos até o último dia, quando um pedaço delas é arrancado.

Onde tem remédio?

Era difícil ouvir essa pergunta nos anos 1980 e início dos anos 1990. Tentávamos tratar as infecções, mas o HIV se multiplicava e destruía a imunidade.

Lembro de um dia em que não achava coragem para ir embora do hospital, não tinha forças para levantar do sofá em frente ao leito do paciente com múltiplas infecções. Ele estava completamente sozinho, sem amigos e sem família.

O abandono provoca ou aumenta a dor. Penso naquelas cenas de solidão e volto a sentir a impotência causada pela ausência de recursos.

Sempre alguém perguntava se havia medicamentos em algum lugar do mundo.

Os anos se passaram, e foi uma verdadeira revolução quando, em 1996, David Ho, médico pesquisador do Aaron Diamond Aids Research Center, em Nova York, juntamente com George Shaw, médico da Birmingham School of Medicine, na Universidade do Alabama, mostraram resultados de estudos sobre a dinâmica viral. Foi comprovada a produção diária de bilhões de partículas virais *(virions)* e, portanto, não há latência viral, ou seja, o vírus age desde o momento em que entra no corpo e não fica "dormindo" por um período, sugerindo que o tratamento deve ser prioritário e precoce.

Até Quando?

Nasceu com HIV e tem 25 anos de idade. A carga viral está indetectável, e isso é dito por ela com orgulho logo nas primeiras frases. Já seria uma grande vitória de quem batalha todos os dias contra adversidades para estar viva, mas quis ir além. Virou ativista e resolveu falar em nome de seus pares sobre a falta de apoio e dificuldade de acesso aos serviços de saúde.

São diversas limitações e nem podem comentar sobre isso com amigos. Inúmeras vezes pensam em desistir.

Preferem morrer para deixarem de vivenciar o preconceito. Vários estão morrendo por isso.

Precisam de amor e de compreensão para reverter sentimentos de rejeição e de tristeza.

Não deu para controlar as lágrimas quando a vi e ouvi diante daquela grande plateia.

Perguntou ao microfone "até quando perderemos pessoas mortas pelo estigma, pela falta de assistência, pela morte civil decretada com o diagnóstico?".

NÃO VOLTOU

Nossos papos eram interessantes. Acho que gostava de ver minha reação. Eu o escutava com atenção. Alguns assuntos não podiam ser compartilhados com familiares e amigos.

Estava ciente de que a morte estava próxima. Tentava controlar tudo. Organizava listas com os nomes para quem deixaria seus objetos pessoais. Nem sei se funcionou.

O sofrimento ultrapassara seus limites e dizia que preferia morrer logo. Não estava exagerando.

Comentei que não queria que morresse porque faria falta. Insistiu que não valia mais ficar. Pedi, então, que voltasse para contar o que havia depois da morte. Às gargalhadas, declarou que jamais voltaria porque tinha pavor de espíritos.

Vai me ver

As lesões de sarcoma de Kaposi estavam espalhadas pelo corpo todo. Eram visíveis e difíceis de esconder com as roupas. Enquanto fazia quimioterapia, contava aventuras. Era 1990.

Chegou a tomar AZT. Só piorava.

Bateu à porta do ambulatório, sem ter marcado. Achei que estava passando mal. Ao entrar, falou que ia "pedir uma coisa". Como sorriu, vi que não seria algo ruim. Faria um show e gostaria que eu fosse. Nem imaginava que fazia shows. Eram esporádicos. A intenção era se despedir. A roupa seria preparada para cobrir as manchas.

Foi bem bacana vê-lo realizando um dos últimos desejos no show como *drag queen*.

Voltou outra vez sem marcar consulta. Acenou do corredor e perguntou se poderia entrar. Estava ansioso para expor suas inquietações sobre a morte que galopava. Foi terrível. Ouvi e me prontifiquei a tentar contribuir no que fosse possível. Como sempre, a preocupação da maioria era de como a mãe suportaria perder um filho.

Estava sofrendo demais e a própria família viu que nada mais era possível.

Passava horas com ele no hospital, aos domingos, assistindo a um programa cômico na TV que ele adorava. Eu amava estar ao seu lado ouvindo suas gargalhadas.

Esses momentos ficaram eternizados.

No colo

Não imaginava que o paciente seguinte chegaria carregado por estar fraco e impossibilitado de andar. Não queria se tratar. Decidira morrer em seu quarto. Era medo. Piorava a cada dia. Foi quando o irmão tomou a decisão de colocá-lo no colo e levá-lo à consulta médica. Mal se comunicava. Não sei se não podia ou se estava com raiva por ter ido a contragosto.

O quadro era grave, todavia estávamos em 2002. Era final de dezembro e temi por sua morte num período que seria de festas.

As infecções foram regredindo e não mais apareceram. A imunidade normalizou.

Retornou ao trabalho.

Um dia de cada vez

Era 22 de dezembro de 2012. Veio encaminhado por um amigo em comum. Abri a porta e sorri. Estava tão magro que a calça parecia ser de tamanho maior e era contida pelo cinto.

Sei que não mudei de expressão, mas mil coisas devem ter passado pela minha cabeça. Afinal, faltavam dois dias para a véspera do Natal. Nem sei como e por onde comecei.

A diabetes nunca tinha sido tratada, a ferida aberta no pé era quase gigante e a extensa candidíase ("sapinho") na boca e no esôfago não o deixava engolir nem água.

Os esquemas terapêuticos previamente usados foram inadequados e o HIV apresentava ampla resistência.

Ajustei os medicamentos, tratei as infecções e a diabetes. Consegui ter acesso gratuito a um tratamento ainda não disponível no Brasil.

Chegou a ser internado durante uns dias. Estava mais animado. Passaram Natal e réveillon.

Nunca, ao longo de mais de 20 anos, alcançara carga viral indetectável e a contagem de linfócitos CD4 (imunidade) era extremamente baixa.

As infecções foram sendo controladas e não recorriam. A ferida no pé fechou lentamente.

Quando vi seu primeiro exame em que a carga viral não foi detectada, comecei a chorar. Esperei, respirei fundo e telefonei. Não tem como descrever a minha reação nem a dele. Se para mim foi uma explosão de sentimentos, imagino o que sentiu.

O risco de morte caminhava para o lado oposto.

Numa consulta de rotina, falei: "Agora falta operar essa hérnia do umbigo". Sorriu desconfiado por ser um procedimento cirúrgico. Declarei que um novo homem não podia manter uma velha barriga. A cirurgia foi um sucesso.

Voltou a viajar como sempre gostou.

Madrugada

O ano era 2014. Seria a primeira vez em que o Grupo Pela Vidda RJ faria testes num lugar público. Os voluntários foram capacitados, mas a ansiedade era esperada.

Chegamos cedo, com a boate ainda vazia. Como oferecer teste anti-HIV numa boate, em pleno sábado, durante a madrugada? O resultado sairia em 20 minutos. Era o teste pelo fluido oral. Sendo reagente, a confirmação era indicada, usando outro método, em locais sugeridos pelo próprio grupo.

Nenhum de nós duvida da relevância do diagnóstico frente à epidemia que insiste em crescer e ceifar vidas.

Instalamo-nos no terraço, na parte descoberta. A boate era ampla, com três pisos. Foram chegando os mais curiosos e alguns formaram uma roda. Puxaram cadeiras, faziam perguntas sobre HIV, sífilis, gonorreia, sexo oral etc. Os que desejavam levantavam para fazer o teste.

O objetivo foi alcançado graças ao empenho de toda a equipe. Uma nova fase se iniciava.

Os testes passaram a ser ofertados nas boates, saunas, praças, durante eventos e na própria sede.

As madrugadas foram incluídas na grade de horários.

Conversando com o quadro

Estava internado com tuberculose nos gânglios. Parecia estável com o tratamento em curso. O ano devia ser 1989.

Eu ministrava aulas na universidade diariamente, às sete da manhã, e, ao terminar, me dirigia com os alunos à enfermaria.

Numa das visitas médicas, ao cumprimentá-lo, achei que conversava com o paciente do outro leito. Porém, após seu "bom dia" para mim, voltou a olhar para a parede à frente. Esperei um pouco para prestar atenção às palavras. Parecia que contava algo sobre fantasias e desfiles de escolas de samba. Fiquei triste ao constatar que se dirigia às duas pessoas pintadas no quadro sobre a parede.

Entrei no assunto para ver se responderia. Perguntei sobre a fantasia, e explicou-me o que era, mas, em seguida, dirigiu-se à tela.

Era outra infecção. Agora neurológica. Surgira um abscesso cerebral causado por fungo.

Começou a tratar e permaneceu orientado por curto período.

Apareceram outras infecções, e acabou morrendo.

Medo
x Metas

Fiquei com o telefone na mão ouvindo seu desabafo e tentando adivinhar qual seria o instante para abordar. Dizia que queria se matar.

Enquanto o escutava, cenas surgiam na minha cabeça. No primeiro encontro, comentou que usara drogas, já suspensas. Deixara de fumar e vinha investindo na profissão. Contava histórias sobre o filho.

O que seria? Medo do novo, depressão ou real risco de suicídio?

Não sei quando o interrompi. Estava pedindo socorro. Sua decisão, ao contrário do que expressara, era viver.

O que ele mais desejava era ver o filho crescer e também poder continuar trabalhando.

O medo foi sendo substituído por metas.

Custo a acreditar que pensara em desistir.

Compromisso

Alguns meses antes de saber do diagnóstico, sua mãe faleceu, vítima de câncer.

Ele estava inconsolável e só fez o teste anti-HIV porque não vinha bem. Foi confirmada a suspeita. Procurou assistência médica por pensar na própria mãe, que nem soubera, mas jamais suportaria ver o filho não lutar.

Suas lágrimas me emocionaram. Meus olhos encheram d'água. Dava vontade de levantar da cadeira para abraçá-lo. A partir daquele dia, ficamos conectados.

Decidi perguntar em qual horário tomaria o medicamento, uma vez que já estava programando que, durante um período, enviaria, diariamente, mensagem para que não tivesse risco de perda das doses. Quando disse que seria às 15 horas, quase mudei de plano por ser no meio da tarde. Resolvi que colocaria alarme, pois era um horário complicado para mim.

Enviava um "oi" todos os dias às 15 horas para registrar que chegara o horário. A intenção era mostrar que disciplina importa. Ele agradecia com carinhas sorrindo.

Após algumas semanas, perguntou se eu poderia falar ao telefone. Ligou e, chorando, contou que nunca deixara de tomar as doses diárias e que jamais esqueceria o quanto me dediquei para que valorizasse a adesão.

Medo de contar

Não me lembro da idade dele quando nos conhecemos. Menos de 30. Agora deve estar com 40 e tem carinha de menino.

Chegou sozinho no primeiro dia. Comentou que apenas o amigo que o indicara sabia do diagnóstico e que não diria a ninguém.

Inteligente e bonito (embora se ache feio). Digo para trocar de espelho, e ele ri.

É responsável, mas, às vezes, falta-lhe o juízo.

Os anos passaram e perguntei se contara a outras pessoas sobre a sorologia. Respondeu negativamente. Tentei argumentar, mas nem quis me ouvir.

Como vive em paz, se trata corretamente, trabalha, é independente e sai para se divertir, sigo calada.

Pode ser que ainda descubra quanto valerá compartilhar essa parte de sua vida.

'SERÁ QUE AINDA VOU MORRER?'

Quando nos conhecemos, estava debilitado e com infecções oportunistas. Havia poucas possibilidades terapêuticas e quase nenhum medicamento antirretroviral disponível. Ainda assim, começou a melhorar.

De lá para cá, passaram-se mais de 30 anos. Completou 90 anos. Está bem e os problemas são relacionados à própria idade. Reclama quando digo que precisa consultar outro especialista.

Mais recentemente, fui a sua residência. Após examiná-lo e informar que estava tudo sob controle, virou e disse: "Vários amigos e familiares morreram, e eu, que tenho o vírus há tantos anos, não morro. Será que ainda vou morrer?".

Amor à distância

Quando recebo mensagens de quem não conheço, tento responder sucintamente, evitando abordagens técnicas via internet. Na teoria é fácil, mas, na prática, há peculiaridades.

Recebi uma solicitação de amizade no Facebook. Em seguida veio uma pergunta e, não sei mais como, fomos trocando dicas de livros, viagens etc. Estuda e trabalha. Gosto de suas histórias. Quando um some, o outro escreve.

Interessante é a sensação de que somos amigos. Digo que é amor à distância e responde: "Você me amou desde o início".

Em janeiro de 2020 escreveu: "Nos conhecemos em 2014, quando a adicionei no Facebook e você me aceitou. Iniciamos a conversa. Meu preconceito era grande, tinha medo de não ser aceito, me sentia inferior, mas fui ouvido de forma tão prestativa que me ajudou a aprender e seguir. Viu? São seis anos. Passa rápido! Imagine se me deixasse levar pela tristeza e tomasse outro rumo distinto do que tomei! Teria deixado de viver ou estaria vivendo na tristeza. Tenho encontrado pessoas maravilhosas que fazem tudo ser diferente".

Nunca nos vimos. Só pelas fotos.

Mudança dos tempos

Recebi esse relato que mostra quantos avanços já ocorreram:

"Era 2012 quando fui internado com suspeita de dengue. Estava fraco, sem apetite e emagrecendo. Explicaram que seriam investigadas infecções, incluindo HIV. Pensei: aids tenho certeza de que não é. Voltei ao normal, tive alta sem diagnóstico. Já tinha esquecido, quando recebi um telegrama pedindo para entrar em contato com o hospital. Não pretendia ir lá. Tocou o telefone e era uma amiga médica comunicando que ligaram para ela (assinou como responsável) sobre o resultado do exame para HIV, que dera positivo. Estava indo ao supermercado comprar produtos de limpeza e não vi mais nada nem ninguém. Com a cabeça rodando, fiquei me perguntando: quanto tempo teria? Para quem poderia mencionar? Como comprar produto de limpeza depois daquela notícia? Enfim, não podemos programar quando surpresas acontecerão nem quando será o nosso último dia. Questionei inúmeras vezes. Achava impossível ser comigo. Perguntei se podiam ter trocado as amostras de sangue. Entrei numa capela chorando e pedi a Deus que me protegesse, que me desse força. Chorei sem parar feito criança. Na saída da capela, o celular tocou novamente e era outra amiga. Acabei contando. Até a primeira consulta médica o medo me dominava. Medo da reação da família, medo de morrer, medo de ter que parar de trabalhar, medo do desconhecido. Como uma das amigas estava sempre comigo, me senti amparado. A médica que procurei explicou várias coisas. Decidi seguir com todos os meus sonhos, encarando o futuro sem medo. Por coincidência, um amigo recebeu o diagnóstico e me telefonou sem saber sobre mim. Comecei a confortá-lo com palavras bonitas que não sei de onde vieram. Falei para não se depreciar e nunca encarar como um peso. Pedi para imaginar que iria 'tomar vida' ao engolir os comprimidos. Foi bom ouvir minhas próprias frases. Tive medo das reações, de não me adaptar. Mantive pensamento positivo. Não senti nada. Coloquei alarme no celular para me lembrar do horário. O despertador ajudou no início. Lancei o desafio de tomar os remédios antes de o alarme tocar. Carrego comprimidos na mochila para quatro a cinco dias. Os frascos ficam em casa, pois tenho medo de ser assaltado. Escolhi amigos que amo para contar. Fui percebendo que tinha duas opções: viver ou sofrer. Optei por viver. Hoje, por ironia do destino, acho que vivo com mais qualidade. Respeito mais os sinais do meu corpo. Nunca usei drogas. Reduzi a bebida alcoólica. Optei pela moderação, boa alimentação e pela prática de exercícios. Três meses depois, tive uma das melhores notícias: a carga viral estava indetectável. Fiz o dever de casa. Significa que não tenho vírus circulando no meu sangue. Quando recebi essa constatação, chorei muito, mas desta vez de felicidade. Amo viver e viver bem depende de mim".

Coragem

Por que alguns jovens perdem a coragem de viver quando surgem obstáculos? Por que sentem tanto medo?

Tentativas de suicídio entre adolescentes e adultos jovens se tornaram mais comuns, independentemente da infecção pelo HIV.

A adolescência se caracteriza por ser uma fase de conflitos. Custam a deixar a infância e não entendem que o amadurecimento precisa vir. Achar que são incompreendidos é uma das regras. O isolamento pode ser um alerta de algo mais grave.

Cada atitude, comportamento e posturas podem revelar o que não é comunicado. Álcool e drogas são perigosos por favorecerem a socialização temporariamente.

Alguns se tornam introspectivos, agressivos ou irritadiços. Outros podem ter insônia ou perda do apetite ou, pelo contrário, podem comer demais e ficar obesos.

A progressão desses quadros pode levar ao desejo de morte ou ao suicídio propriamente dito, por se sentirem um peso. Morrer seria um favor.

Na maioria das vezes, o HIV é um fator a mais que aumenta o desequilíbrio emocional preexistente.

Amor existe?

Essa pergunta estava numa carta que seria de despedida. Fiquei remoendo as palavras. Por que o amor nem sempre alcança as pessoas? Que tipo de entrave impede essa percepção?

É uma frustração quando não identificamos o risco para impedir o ato em si, ainda que não tenha sido consumado. Como fazer para enxergar pistas?

Parece que o amor recebido durante a infância e na adolescência no abrigo onde cresceu não preencheu os vazios deixados pela ausência dos pais. Seria essa a explicação para não acreditar no amor?

Gosta de rir e de abraçar. Em outras fases, deprime porque se sente sozinha. Sente falta do amor idealizado, sonhado, fantasiado, exatamente o amor dos pais que não conheceu.

Não foi a primeira vez que se feriu com um objeto cortante, mas uma vizinha a levou ao hospital. Não precisou ficar internada.

Não controla os impulsos quando quer morrer. Seus pais morreram de aids e ela nasceu infectada. Abandona o tratamento muitas vezes. Acha que não é digno viver se eles não conseguiram.

Nem sempre é possível reverter essa ideação suicida.

Toda a atenção é pouca porque a vontade de morrer demora a passar ou nunca desaparece.

É prudente não deixar a pessoa sozinha. O tempo de recuperação é individual.

Como alguns não morrem, é comum sentirem culpa e vergonha. Ela demorou semanas para aparecer num evento. E me mostrou a carta.

Algo no ar

Muitas vezes temos a sensação de que vai ficar tudo bem ao iniciarmos o acompanhamento de pacientes graves. Não há como explicar. Parece que alguma coisa nos diz o que vai acontecer. É como se fluísse algo entre médico e paciente ou como se houvesse uma troca de mensagens subliminares.

O oposto também ocorre. Vai desaparecendo a energia vital e vem um sentimento de que o fim chegou. A impotência toma conta.

Quando, independentemente da razão, alguém está diante do risco iminente da morte, parece que fica evidente se e quando vai morrer. Nada precisa ser dito.

Mais perguntas que respostas

Sobravam perguntas e até súplicas sobre possíveis soluções. Morrer podia ser a única saída. A dor de cada um é imensurável.

Os conhecimentos científicos trouxeram alívio. Com a carga viral suprimida, a imunidade (defesa do corpo) aumenta e as infecções vão deixando de aparecer.

Ao contrário do desejado, ainda são comuns casos de morte por abandono do seguimento clínico, especialmente de jovens, que não se conformam com o diagnóstico. Alguns repetem a história dos pais ou de outros que morreram. Parecem ignorar que podem criar novas versões.

O acolhimento é uma saída. Precisam sentir que são amados. Um deles, que tem 25 anos e nasceu com o HIV, decidiu se tratar quando entendeu que sua vida importava e "passou a ter outros donos".

A LUTA QUE NÃO ACABA

"Guerreiros são pessoas, tão fortes, tão frágeis". Escuto essa canção de Gonzaguinha e penso em muitos que conheci e que não estão mais aqui. Lutaram por outros que sequer conheceriam.

Foram e continuam sendo muitas as batalhas para enfrentar constrangimentos provocados por quem discrimina.

Com os novos recursos é possível evitar a progressão, reduzindo o risco de surgimento de doenças, porém o estigma não acaba. Há quem se isole completamente.

Está comprovado que quem mantém carga viral indetectável por mais de seis meses deixa de ser transmissor do vírus.

No mundo todo nascem crianças sem vírus (soronegativas), tendo pai ou mãe com teste reagente para o HIV e carga viral indetectável.

É muito grande a desproporção entre avanços e redução da ignorância sobre o assunto.

Não podemos aceitar que pessoas sejam rotuladas ou definidas pelo preconceito.

Papo Combinado

O nome acima foi dado a uma das atividades do Grupo Pela Vidda RJ. São encontros com a proposta de discutir e sensibilizar os participantes. É aberto ao público, incluindo profissionais da área de saúde.

Um dos eventos que teve grande impacto foi chamado de "Espiritualidade e saúde", apresentado pelo teólogo e filósofo Alexandre Marques Cabral (mestre em Filosofia pela Universidade Federal do Rio de Janeiro, e doutor em Filosofia pela Universidade do Estado do Rio de Janeiro e em Teologia pela PUC-RJ). Foi transformador. Havia um silêncio absoluto na sala. Nenhum celular nas mãos ou tocando. A emoção transbordava no ar, e alguns enxugavam lágrimas.

Impressionava o tom leve e espontâneo do palestrante abordando assunto tão complexo. Cada palavra exprimia amor, empatia e outros sentimentos que podem ser englobados no conceito de espiritualidade. Os exemplos citados mostravam que a espiritualidade está além de dogmas, ritos, crenças ou religião.

Quem tem fé pode encontrar seu próprio Deus ou alguma força em cada dia, sem esperar nem o bem nem o mal. Nem castigos ou julgamentos.

Dito
para mim

Cresceu indo à igreja com sua mãe. Era pequeno e não entendia o conteúdo do que ouvia, mas achava que estava sendo repreendido.

Não consegue explicar, pois era uma criança com mais ou menos 6 anos de idade. Sentia medo das palavras que pareciam ser ditas para ele. Achava que os olhos do pastor o fitavam.

Conforme foi amadurecendo, descobriu o que o assustava. Era o modo veemente pelo qual se falava sobre homossexualidade, embora continuasse sem saber a razão para pensar que havia relação com ele. Estava longe de conhecer o que era sexo ou sexualidade.

Com o passar dos anos, além da postura recriminatória sobre homossexualidade, foi acrescentado ao discurso que a aids surgira para punir um comportamento errado.

Chegou à adolescência e viu que ali não permaneceria. Decidiu não mais retornar e foi conhecer outras religiões.

Quando soube da infecção pelo HIV, inconscientemente, voltaram à mente aquelas duras palavras e se sentiu mal, quase acreditando que era um castigo.

Encontrou força na sua fé para seguir íntegro e em paz. Sua espiritualidade o protegeu.

Trabalha, auxilia nas despesas da casa, participa de ações sociais, faz muito por muitos.

Suas qualidades e méritos não seriam modificados por um vírus, que representa apenas um pedaço de sua história.

Mudou critérios sobre a importância dada a muitas coisas. Amadureceu e se realizou profissionalmente.

A autoconfiança aumentou com os cuidados dedicados à saúde física e mental.

Faltava contar para a mãe sobre a homossexualidade e a infecção pelo HIV. Não sabia como ela reagiria.

Ela o escutou atentamente, o abraçou e disse que jamais deixaria de estar ao seu lado.

CÓPIA DA CHAVE

Moravam juntos e adquiriram, aos poucos, bens materiais, como geladeira, TV, fogão, aparelho de som, micro-ondas.

Viviam harmonicamente, porém isolados de ambas as famílias que não aceitavam o fato de se amarem e compartilharem do mesmo espaço.

A rotina era simples. Trabalhavam e, nos fins de semana, encontravam amigos na praia.

Um deles começou a apresentar febre, perda de peso e dor de cabeça contínua. Pouco se falava sobre aids nos anos 1980, mas, ao apresentar convulsão, foi conduzido às pressas ao hospital. A tomografia do crânio mostrou um abscesso, levando, posteriormente, ao diagnóstico de neurotoxoplasmose. Pediram o teste anti-HIV, que deu positivo.

Recobrou os sentidos e chegou a retornar ao lar.

Quando familiares apareciam para as visitas, o clima era tenso porque ignoravam que ali era a residência do casal.

Internou-se outras vezes e não resistiu.

A superação do luto estava sendo árdua por tudo que viveram juntos.

Durante um fim de semana, amigos o convidaram para ir à praia. Restava seguir.

Ao regressar no fim da tarde, encontrou a casa revirada. Faltavam coisas que podiam ser facilmente carregadas. Voltou à entrada para avaliar a fechadura da porta. Estava intacta, sem sinais de arrombamento. Concluiu que a chave fora copiada.

Perguntou ao porteiro quem estivera ali. Constrangido, o funcionário informou que mostraram a chave dizendo que combinaram de pegar alguns pertences.

Mascote

Faz 20 anos ou mais daquela internação hospitalar. Sofria, mas sorria quando eu chegava. Permanecia encolhida na cama, emagrecida, com dor. Segurava nas mãos um bonequinho (ou seria um bichinho de pelúcia?). Eu já esperava por essa cena ao entrar no quarto.

Teve alta hospitalar. Foram surgindo medicamentos antirretrovirais potentes e se recuperou.

Terminou a universidade e está trabalhando. Teve um filho sem infecção.

Era forte seu desejo de superação. O futuro veio. O passado ficou em outro lugar apenas para mostrar que é possível vencer e que vale acreditar nos sonhos.

Versos

Escritos em páginas de caderno, soavam como um desabafo. Constava o ano de 1991. Sem assinatura. Encontrei arrumando o armário.

Não escrevo sequer um verso
Há muitos dias.
A vida ronrona como gato
Viciado em dor e morfina.

As palavras têm estado no livro dos outros
Ou enterradas no desejo do meu coração oco.

A arte, afinal, é o que pode me salvar da vida.
Da morte, desdenho, já que a tenho
Como a última das regalias.

Por isso, esta sede de buscar fora de mim
A sabedoria que outro possa ter achado antes.

Contudo, isso não me consola,
Pois fica claro que para salvar-me
Tenho que me doar à arte,
Mesmo achando que nada vale
Ou que poucos darão algum valor
Aos relatos da minha memória.

Solitário como um ícone perdido
Num campo nevado.
Espécie de totem sem sentido
Num lugar desabitado.

Tudo tão sem sentido que, talvez,
No final, até acabe ganhando um sentido estranho.

Esta viagem em busca da minha história
Precisa do escafandro da pressa,
Aliada à paciência de um urso panda.

Só assim, creio, me salvarei de mim.
E talvez encontre Deus na casa da sua ausência.
E, pacificado, mesmo com aids, possa ser feliz, até o fim,
À minha maneira.

Para alguém ler

Eram duas folhas de caderno. Escreveu em 1990 e me entregou sem comentar o que era para fazer.

Ele não vivia mais quando as achei, casualmente, dentro de um livro:

"Deixar de levar a público os casos de abuso e desrespeito aos direitos civis e humanos, o que acontece todos os dias, não seria uma estratégia sensata para quem tem como objetivo lutar. No caso dos preconceitos e discriminações que cercam quem tem aids, não denunciar seria, no mínimo, uma inconsequência. Por outro lado, o que há alguns anos parecia impossível tornou-se rotina, como a assistência médica oferecida e a internação com cobertura de empresas de medicina de grupo e de seguradoras. Sabemos que não basta. A luta tem que ser contínua, denunciando omissões, descasos e incompetências. Progressos e fatos positivos devem ser divulgados para tentar vencer a desinformação e o desrespeito. Não se trata de levar falsas esperanças para quem vive com HIV nem é excesso de otimismo. É uma estratégia para alcançar um maior número de pessoas".

A HISTÓRIA É DE CADA UM

Moravam juntos quando o companheiro começou a adoecer em 1989, vindo a morrer em 1991. Fizeram os testes e ambos foram reagentes (positivos).

Não era nem um pouco simples acompanhar de perto o marido morrendo de aids.

Ela estava saudável e sem nenhum sintoma. Exames laboratoriais com bons resultados. As recomendações da época sugeriam que fossem somente monitorados os valores da contagem de linfócitos CD4 para controle da imunidade.

Foi uma estratégia casual, que favoreceu o sucesso porque surgiram tratamentos eficazes.

Aconteceu tudo na hora certa. Toma os medicamentos corretamente e continua bem há mais de 30 anos.

É independente. Trabalha e está sempre cheia de planos. Adotou um filho.

QUERIA SER NORMAL

Recebi uma mensagem com essa frase acima. Como interpretar? Seria realmente pelo HIV? Em 2019, já não deveria fazer alguém se achar anormal.

Mora com pai e mãe. Acredita que nenhum dos dois sabe nem pode saber da homossexualidade. Acha que nunca desconfiaram, mas agora esconde os frascos dos medicamentos. Tem medo.

O medo da discriminação é, praticamente, de todos, ao menos numa fase inicial. O mais surpreendente é que independe da forma de transmissão do vírus. Poucos falam abertamente sobre a infecção e fica parecendo que ela não existe.

Até profissionais têm dúvidas sobre como e quando tocar no assunto. Isso é evidente em relação à criança que nasce infectada pelo vírus (transmissão vertical). Costumam adiar até a adolescência. No entanto, por ser um período conturbado, tudo pode piorar com essa informação. A reação nem sempre é previsível. Deve-se tentar achar um jeito de conversar mais precocemente para reduzir o impacto negativo que vem sendo observado. Pode gerar neles a sensação de que foram traídos.

Não são poucos os casos de péssimas reações e risco de suicídio, agravados quando os pais não vivem mais.

Mimos de Chocolate

Como poderia esquecer seu sorriso ao me receber à porta do apartamento? Telefonava no fim da tarde e insistia para comermos juntos musse ou bolo de chocolate.

Parecia que o relógio parava e deixavam de existir doença, vírus, exames. Curtíamos o instante regado a chocolate.

Seus olhos pareciam sugar imagens e fatos ao redor para curtir o máximo de cada dia.

Eu ficava bastante feliz ao experimentar seus mimos de chocolate.

Ele não podia mais trabalhar. Lia ou fazia guloseimas. Era bem informado sobre o pouco ou nada que havia em 1987.

Viveu alguns meses de quando nos conhecemos até sua morte. O envolvimento foi intenso e desproporcional ao curto período. Era a pressa de conviver um pouquinho mais.

Limites

Sempre conversávamos bastante. Foi tomando decisões sobre o conceito de qualidade de vida ou de morte. Dizia que não faz sentido prolongar a vida quando não pode ser plena, pois seria morrer aos poucos e sem dignidade.

Não queria morrer. Ao contrário, pretendia viver "mais cinco anos". Foi o que ouvi menos de uma semana antes daquela última internação.

Adorava viagens, brindes com espumante e cervejas geladas.

Seu humor surpreendia e era sarcástico muitas vezes. Não mudou, mesmo com dor nas 24 horas do dia. Não se entregava e continuava rindo quando escolhia determinados assuntos. Ironizava a perda de tempo, sobretudo a de certas pessoas, que não têm a capacidade de perceber que tudo pode se transformar repentinamente e acabar de um segundo para o outro.

Suportou dor e condutas invasivas por ainda crer na melhora. Mas as células malignas não o deixaram em paz e o fizeram lembrar que não toleraria tubos e outras atitudes diante da impossibilidade de regressão.

Foi tudo rápido. No entanto, parece que o tempo se torna o suficiente para resolver questões pessoais e profissionais.

Seus comentários, algumas vezes até difíceis de ouvir, mostravam que paciência tem limite, que a vida vale enquanto há futuro e que não devemos nos preocupar com quem não se importa conosco.

Aos 35

Recebi uma mensagem: "Esse mês é meu aniversário de 60 anos. E pensar que eu ia morrer aos 35 e você me salvou".

Confesso que ri sozinha. Fazia piadas com a morte que o rondava quando o conheci. Estava grave. O tempo foi passando devagar para que pudesse se recuperar. Nem sei quantas infecções teve.

É estranho imaginá-lo com 60 anos. Não parece. É jovial, alegre, espontâneo e informal.

Colecionou motivos para comemorar. Fico feliz por estar perto.

O que tem agora? Luz, brilho, energia, amor e saúde, que transbordam de seus risos, das palavras e das atitudes.

Brilho

Conheci um ser especial em todos os sentidos e logo passei a admirá-lo. Convivemos muito e ao mesmo tempo tão pouco. Ficávamos felizes dentro de nosso abraço aconchegante. O afeto era grande.

A distância cresceu quando saiu do país para trabalhar. Era bom demais atender ao telefone e ouvir sua voz.

Continua presente. Numa das fotos, agora já antiga, estamos abraçados no evento chamado "Vivendo", do Grupo Pela Vidda RJ, do qual foi um dos presidentes.

Sua determinação na luta contra a aids sempre foi um exemplo.

Vale imaginar que segue em algum lugar.

AZT

São 25 anos já passados. Embora sempre haja assuntos sérios a tratar durante as consultas, o clima é tranquilo e até divertido pelo seu lado cômico e irônico.

Leva a vida com valentia. Trabalha e sempre manteve suas metas.

Recentemente, peguei a antiga ficha de papel, já bem amarelada, para verificar o tempo de uso de cada medicamento. Quando comentei sobre o período em que tomara AZT naquele início, me olhou e, rapidamente, me corrigiu: "AZT tomei só um dia". Tentei retrucar explicando o que estava escrito e ele continuou: "Marcia, o AZT tomei só um dia, porque em seguida retirei o rótulo". Rimos juntos.

Sabe encarar empecilhos. Encontra estratégias para seguir adiante.

Ativismo

Ser ativista não quer dizer levantar bandeiras ou declarar publicamente o resultado da sorologia.

Ativismo e conquistas devem começar com estratégias.

Vi grandes transformações geradas a partir de atitudes simples e até sem nenhuma palavra. O silêncio pode ser um enorme protesto.

Não vi bons resultados com atos desesperados. Lutar por direitos é um processo lento. O preconceito pode ter sido estabelecido na infância. Os pais – ou outras pessoas com algum tipo de ascensão sobre a criança – ensinam pelo comportamento adequado ou não. Não se nasce racista ou homofóbico ou transfóbico, porém, o que se escuta ou se observa pode ser repetido.

Instituições e escolas podem intervir positivamente ou, por outro lado, propagarem princípios indevidos numa fase em que não há maturidade para questionamentos.

Parcerias são fundamentais. Os pares funcionam nessa troca de experiências.

Quando artistas se envolvem no ativismo, direta ou indiretamente, aumenta a chance de conquistarem respeito por serem idolatrados por uma parte da sociedade.

Deslumbrante

Foi um susto quando recebi o convite para participar daquele evento, em 1986, em que seria homenageada pelo meu trabalho exercido no hospital. Achava que o atendimento médico que oferecia era igual ao de outros profissionais, contudo, percebi que por algum motivo parecia diferente.

Demorei a entender até ouvir um comentário de um colega médico: "Deve ser estranho atender essas pessoas que aparecem no seu ambulatório". Respondi: "Que pessoas?". Ele ficou surpreso com minha resposta tanto quanto eu com o que escutara, pois o preconceito dele o impedia de acreditar que eu não enxergava nenhum ser extraterreno entre os pacientes.

Surgiam situações completamente novas e eu adorava a oportunidade de poder vivê-las. Foi assim naquele dia do prêmio. Escolheram uma boate gay e a apresentadora do evento era artista, que dubla, canta e encanta, fazendo gargalhadas brotarem sem chance de controle. Fiquei deslumbrada com o figurino exuberante, maquiagem cuidadosamente elaborada, contorno dos lábios desenhado com lápis de outra cor, sobrancelhas pintadas em forma de arcos acima das próprias, perucas variadas, humor inteligente, muito brilho e o clima aconchegante que reinava. Foi um privilégio estar lá. Ganhei muito mais do que uma homenagem. Conheci seres especiais que, mesmo enfrentando intolerância diariamente e transpondo barreiras que ultrapassam a lógica, continuam em busca de sonhos e irradiam alegria nos palcos. É fácil perceber que há bem mais do que o brilho que transluz das vestes. O resplendor brota da energia e das atitudes solidárias.

Acostumei a conviver com as "*drags* da prevenção", que participam ativamente de campanhas do Grupo Pela Vidda RJ, de eventos beneficentes e na promoção de testes para diagnóstico precoce da infecção pelo HIV.

O termo *drag* parece ser proveniente do teatro shakespeariano, quando homens representavam papel de mulheres, pois essas não podiam ser atrizes. Significava *dress as a girl*. Há várias teorias sobre a origem do termo, porém, hoje em dia se refere à *drag queen,* que faz performance artística. A pessoa que atua pode ser de qualquer gênero e independe de orientação sexual.

Por que me importo?

Foi longo o tempo perdendo pacientes com a mesma idade que eu. A morte estava ali presente e tão decidida a não sair de perto. Desejava que o vírus fosse controlado para que a vida vencesse. Queria que cada um realizasse um sonho a mais, como desfilar no carnaval ou viajar ou ver o céu azul olhando para cima, na rua, e não pela fresta da janela, num leito.

Por que sua vida me importa? Porque é o seu desejo de viver que me impulsiona a continuar nessa luta contra a dor, contra a ignorância, contra os estigmas e tanto preconceito.

Até o que parecia imutável

A solidão ocupa espaços. Pode ser companhia bem-vinda nos momentos de introspecção, reflexões, avaliações ou decisões. Outras vezes, quando não a percebemos, se torna parceira de medos e das fantasias que temos. Medo não combina com conquistas. Não deixa pistas para acessos alternativos.

É possível tornar a solidão amena quando vira oportunidade para ler, escrever, estudar ou assistir a um filme. Quanto se aprende estando sozinho? Sonhamos mais e podemos ir além. A dimensão dos sentimentos muda de acordo com o tamanho que nós mesmos atribuímos. Faz lembrar a "Alice no País das Maravilhas". A menina crescia ou diminuía conforme o que deveria enfrentar. Tudo começou quando seu tédio foi trocado pela curiosidade e saiu correndo atrás do coelho, que, carregando um relógio, dizia que estava sempre atrasado. Sua capacidade de transformação favoreceu o surgimento das soluções encontradas. Numa das passagens, Alice perguntou ao Gato de Cheshire se ele poderia dizer qual era o caminho para sair dali. Obteve como resposta que dependeria do lugar aonde pretendia chegar.

Assim somos nós. A aceitação e a adaptação nos fazem encontrar o tamanho exato que devemos assumir.

Ficamos maiores que nossos medos e abre-se a possibilidade de mudar até o que parecia imutável.

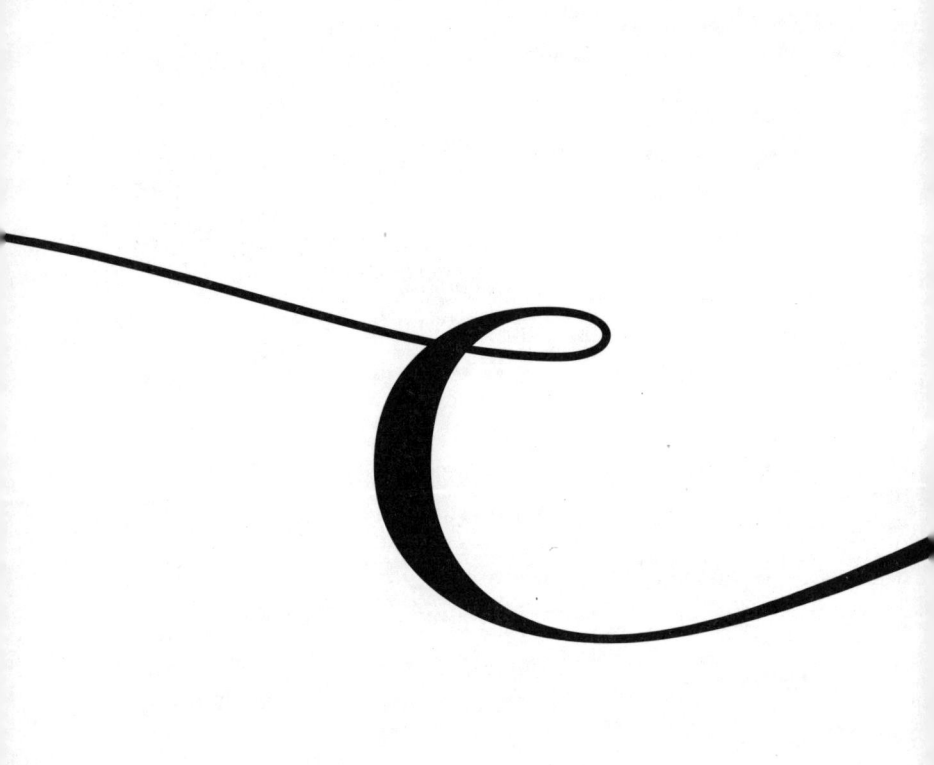

Marcos históricos da aids no Brasil e no mundo

Junho de 1981
O Centro de Controle e Prevenção de Doenças (CDC) dos Estados Unidos publica um relatório sobre cinco homens homossexuais, previamente saudáveis, apresentando pneumonia por um fungo considerado, até então, inofensivo (*Pneumocystis jirovecii*), ou seja, que não atinge pessoas com sistema imunológico normal.

Julho de 1982
É proposto o termo AIDS (Síndrome de Imunodeficiência Adquirida) pela primeira vez em uma reunião em Washington com líderes da comunidade gay, burocratas federais e membros do CDC para substituir um termo anterior, GRID (Deficiência Imunológica Relacionada a Homossexuais), pois as evidências mostravam que não era exclusiva de homossexuais.

Setembro de 1982
Registrado o primeiro caso de aids no Brasil: paciente com sarcoma de Kaposi atendido pela Dra. Valéria Petri, em São Paulo.

Maio de 1983
Equipe de médicos do Instituto Pasteur, na França, incluindo Françoise Barré-Sinoussi e Luc Montagnier, isola um retrovírus de gânglios linfáticos. Dão o nome de LAV (Vírus Associado à Linfadenopatia).

Setembro de 1983
O CDC identifica as formas possíveis de transmissão e descarta o risco por contato social, comida, água, ar ou superfícies.

Maio de 1984
Equipe liderada pelo médico pesquisador Robert Gallo, nos

Estados Unidos, identifica o vírus e o denomina de HTLV-III (vírus linfotrópico T humano).

Janeiro de 1985
Vários relatórios publicados sobre o LAV e o HTLV-III comprovam que o HTLV-III foi encontrado no material proveniente da França e era, portanto, o mesmo vírus e o agente etiológico da infecção.

Março de 1985
O FDA (Food and Drug Administration), nos Estados Unidos, licencia o primeiro teste comercial para detectar anticorpos contra o vírus no sangue. Os bancos de sangue do país começam a fazer rastreamento.

27 de abril de 1985
Criação do GAPA-SP (Grupo de Apoio à Prevenção à Aids – São Paulo), primeira ONG do Brasil e da América Latina com a missão de lutar pelos direitos humanos das pessoas que vivem com HIV.

Maio de 1986
O Comitê Internacional de Taxonomia de Vírus determina que sejam descartados os dois nomes anteriores e passe a ser HIV (Vírus da Imunodeficiência Humana).

Outubro de 1986
O cirurgião geral C. Everett Koop publica um relatório que deixa bem claro que o HIV não pode ser transmitido casualmente e exige uma campanha educacional nacional (incluindo educação sexual precoce nas escolas), aumento do uso de preservativos e de testagem voluntária nos Estados Unidos.

Março de 1987
O AZT (zidovudina), primeira droga antirretroviral, se torna disponível nos Estados Unidos.

10 de abril de 1987
A Associação Brasileira Interdisciplinar de Aids (Abia), organização não governamental sem fins lucrativos, é fundada no Rio de Janeiro pelo sociólogo Herbert José de Souza, o Betinho.

1º de dezembro de 1988
A Organização Mundial da Saúde (OMS) declara que esse será o Dia Internacional de Luta Contra a Aids.

24 de maio de 1989
O Grupo Pela Vidda RJ (Grupo Pela Valorização, Integração e Dignidade do Doente de Aids), organização não governamental, é criado pelo sociólogo Herbert Daniel.

Fevereiro de 1994
Resultados preliminares do estudo ACTG 076, iniciado em abril de 1991, mostram redução de 67,5% da transmissão do HIV da mãe infectada para o filho com o uso de AZT na gestação, durante o parto e para o bebê por seis semanas.

26 de julho de 1994
O médico belga Peter Piot funda o Programa de Aids das Nações Unidas (Unaids), com sede em Genebra, na Suíça, com a função de criar soluções e ajudar as nações no combate à aids.

Dezembro de 1994
O FDA aprova o primeiro teste oral para diagnóstico da infecção pelo HIV.

1995
Tem início nos Estados Unidos a terapia tripla, com redução significativa da mortalidade.

1996
O FDA aprova o exame para avaliar a carga viral do HIV no sangue.

Novembro de 1996
Sancionada a Lei Sarney número 9.313: toda pessoa infectada pelo HIV no Brasil passa a ter direito ao tratamento antirretroviral gratuito.

Janeiro de 1999
Estudos mostram que o SIV (*Simian Immunodeficiency Virus*) do chimpanzé (*Pan troglodytes*) pode ter sido transmitido para humanos do oeste equatorial da África durante o século XX, evoluindo para os tipos de HIV.

1999
Teste rápido para HIV é implementado no Brasil para triagem nos serviços de pré-natal e parto, se estendendo, progressivamente, para situações de risco ocupacional, usuários de drogas, casos de violência sexual, abuso ou estupro, pessoas em situação de exclusão social e confinamento.

2001
É publicada edição do dicionário "Houaiss" que passa a considerar "aids" uma palavra da língua portuguesa, que deve ser escrita com letras minúsculas, exceto ao iniciar frase, quando a primeira letra é maiúscula. É também, assim, reconhecida pela Academia Brasileira de Letras após a reforma

ortográfica. Em português não é sigla, como AIDS na língua inglesa, e sim o nome da doença. Em outros países de língua portuguesa se usa a sigla SIDA.

2004
Pesquisas indicam que meninas e mulheres jovens, de 15 a 24 anos, representam metade das novas infecções por HIV no mundo.

Janeiro de 2005
O Centro de Controle e Prevenção de Doenças passa a recomendar a Profilaxia Pós-Exposição (PEP) para pessoas expostas ao HIV em situações de sexo inseguro e de violência sexual. Deve ser iniciada até 72 horas após o risco e os medicamentos mantidos por 28 dias. Essa conduta já era recomendada desde 1996 para profissionais de saúde em caso de acidentes ocupacionais.

2008
Apresentação do primeiro caso oficial de cura da infecção pelo HIV. O paciente, originalmente dos Estados Unidos, morava em Berlim e não tinha a identidade revelada, tornando-se conhecido como Paciente de Berlim. A infecção pelo HIV foi diagnosticada em 1995 e a leucemia mieloide aguda, em 2006. Recebeu transplante de medula em 2007, de um doador resistente ao HIV, e não mais precisou de tratamento antirretroviral, mantendo-se livre do vírus. Timothy Ray Brown, como se chamava, passou a dar entrevistas alguns anos depois. Faleceu em setembro de 2020 devido à progressão da leucemia.

2009
São Paulo implementa o Serviço de Saúde Integral para Tra-

vestis e Transexuais no Centro de Referência e Tratamento (CRT), ampliando oferta de testes e assistência.

14 de outubro de 2009
O Ministério da Saúde publica a portaria nº 151/SVS, estendendo a oferta do teste rápido para a população braslieira em geral.

2010
Estudo chamado de iPrex mostra redução de 44% do risco de adquirir o HIV entre homens que fazem sexo com homens em uso de Profilaxia Pré-Exposição (PrEP).

Maio de 2011
Estudo demonstra a importância do tratamento precoce da infecção pelo HIV para redução de 96% do risco de transmissão para parceiros(as) sexuais.

Julho de 2012
O FDA aprova a Profilaxia Pré-Exposição (PrEP) com a associação dos medicamentos tenofovir e entricitabina para reduzir risco de aquisição do HIV por contato sexual.

Julho de 2012
O FDA aprova teste rápido de fluido oral, que possibilita a realização pela própria pessoa. O resultado sai em aproximadamente 20 minutos.

Setembro de 2015
A OMS recomenda que todas as pessoas infectadas pelo HIV iniciem o tratamento precocemente, independentemente da contagem de linfócitos CD4 (imunidade).

Julho de 2016
O estudo PARTNER conta com a participação de 1.166 casais heterossexuais, em que uma das pessoas apresentava HIV, para avaliar risco de transmissão sem uso de preservativos quando a carga viral se mantinha sempre indetectável com o tratamento antirretroviral. Nenhuma transmissão é constatada após cerca de 58 mil relações sexuais. É definida como carga viral indetectável quando se mantém inferior a 200 cópias/ml.

2017
É criado o slogan "U=U" (Undetectable=Untransmittable), considerando evidência científica robusta de que pessoas aderentes ao tratamento que alcançam carga viral indetectável deixam de transmitir o HIV (Indetectável=Intransmissível em português; I=I).

2017
Curitiba é a primeira cidade brasileira a receber a certificação de cidade livre da transmissão do HIV de mãe para filho (Certificação de Eliminação da Transmissão Vertical do HIV).

Julho de 2017
Teste rápido chega às farmácias do Brasil.

2018
Dados publicados pela Organização Mundial da Saúde mostram que cerca de um milhão de pessoas morreu de aids no mundo durante o ano de 2017 (mais de 2.500 por dia). É a principal causa de morte de mulheres com menos de 50 anos. São cerca de mil mulheres jovens infectadas pelo HIV por dia (40 mulheres por hora).

Abril de 2018
O estudo PARTNER 2 é finalizado e mostra que não houve nenhuma transmissão do HIV entre casais de homens que fazem sexo com homens, quando um apresentava infecção pelo HIV e mantinha carga viral indetectável com o tratamento antirretroviral.

Janeiro de 2019
Começa a distribuição gratuita pelo Ministério da Saúde do teste rápido para uso pela própria pessoa na residência (autoteste).

Março de 2019
É apresentado o segundo caso de cura da infecção pelo HIV, que ficou conhecido como Paciente de Londres. O diagnóstico da infecção pelo HIV foi em 2003 e o de linfoma de Hodgkin, em 2012. O transplante de medula foi realizado em 2016. Dos 60 doadores avaliados, havia um resistente ao HIV e não mais foi necessário manter o tratamento antirretroviral.

Setembro de 2019
O Brasil registra importante avanço no controle da infecção pelo HIV. O município de Umuarama, no Paraná, é o segundo a receber a Certificação de Eliminação da Transmissão Vertical do HIV. São elegíveis à certificação os municípios com mais de cem mil habitantes e que atendam a critérios estabelecidos pela Organização Panamericana de Saúde e pela OMS, que são a taxa de detecção de HIV inferior a 0,3 casos por mil nascidos vivos, e proporção anual inferior a 2% de crianças expostas ao vírus que soroconverteram (quando se tornam positivas para o HIV).

Novembro de 2019
Publicação da OMS destaca que a infecção pelo HIV continua sendo um problema de saúde global. Mais de 30 milhões de vidas foram perdidas ao longo dos anos. No fim de 2018, aproximadamente 38 milhões de pessoas viviam com HIV no mundo e pouco mais de 60% estavam em tratamento. Foram 770 mil mortes de causas ligadas à aids em 2018 e ocorreram quase dois milhões de novas infecções. Em junho de 2019, 24,5 milhões de pessoas estavam em tratamento antirretroviral.

1º de dezembro de 2019
A Unaids escolhe o tema "Communities make the difference" para alertar sobre a importância das comunidades no enfrentamento à epidemia, garantindo que a aids permanecesse na agenda política e que os direitos humanos fossem respeitados.

Março de 2020
Apresentação do terceiro caso de cura da infecção pelo HIV após transplante de medula para tratamento de leucemia mieloide aguda proveniente de doador resistente ao HIV. O Paciente de Düsseldorf, como ficou conhecido, permaneceu livre do vírus mesmo sem tratamento antirretroviral.

1º de dezembro de 2020
A Unaids escolhe o tema "Global solidarity, resilient services" para lembrar que a epidemia de HIV não acabou e que com a Covid houve piora e grande impacto em diversos países e comunidades. Ocorrem interrupções de tratamento e redução do acesso aos serviços de saúde pelo aumento das vulnerabilidades. Em 2019, existiam 38 milhões de pessoas vivendo com HIV e uma em cada cinco desconhecia seu diagnóstico.

1º de dezembro de 2021
A Unaids escolhe o tema "Step up, be bold, end AIDS, end inequalities and end pandemics" devido à necessidade urgente de expandir acesso ao tratamento e às tecnologias, além de garantir manutenção e ampliação de direitos.

27 de junho de 2022
O CDC (Centers for Disease Control and Prevention), nos Estados Unidos, passa a considerar 27 de junho como dia especial para enfatizar a importância da realização do teste para diagnóstico da infecção pelo HIV para que todas as pessoas conheçam seu estado sorológico, objetivando o cuidado integral com a saúde e o início precoce do tratamento, caso o resultado seja reagente. O teste deve ser incluído, rotineiramente, como autocuidado.

Este livro utilizou a fonte Archer. A primeira edição foi impressa
em papel Pólen Bold 90g, em 2020, quando estimava-se que,
no mundo, 38 milhões de pessoas viviam com HIV.